医療はどこへ向かうのか

人間にとっての医学の意味を問い直す

Mizuno Hajime
水野 肇

草思社

医療はどこへ向かうのか――目次

第3部 医療の現場で起こっていること

第9章 院内感染はなぜ起きるのか

医療はどこへ向かうのか

序章　医学は人間を幸福にしているか

科学の進歩は人類のプラスになっているのか

一九八〇年代はじめの話である。当時の日本は、経済成長の結果、「ジャパン・アズ・ナンバーワン」といわれた。自動車やコンピュータだけでなく、日本経済が全面的に東南アジアやアジア一帯に押し寄せていた。

その頃、反日感情の高まっていたタイ王国で、バンコクの空港の滑走路に学生たちが座り込んで飛行機の発着を止めたことがあった。そのとき、多くの人は「とんでもないことをする」と怒ったが、座り込んだ学生は、「機械文明の発達のしすぎによって、開発途上国は困っている。その発達の象徴がジェット機である。だから、われわれは空港に座り込んだのだ」と話していた。

私は「一理あるな」と思った。というのは、科学の進歩が人類にとってほんとうにプラスになっているのかという、一種の〝反省〟のようなものが必要なのではないかと思ったからだ。滑走路に座り込んだ学生は、科学の発達による人類の危機を感じ、発達の象徴であるジェット機への妨害を試みたというわけである。

私のように昭和ひとケタ生まれの人間は、小さなときから「科学的に正しいことは正義である」と教えられてきた。だから、科学は神聖なもので、過ちを犯すものではないと思っていた。日本が戦争に負けた原因も「科学力の差」と思っていた人が、私の世代には多い。

私が最初に科学に疑問をもったきっかけは、いわゆる「公害」と、もうひとつは「薬害」である。

薬害は、私にとっては衝撃であった。サリドマイド・ベビーの出現、水俣病の登場など一連の事件は、レイチェル・カーソンの書いた『サイレント・スプリング』(『沈黙の春』新潮社)とともに、私の脳に科学への批判を刻みつけた。

医学の発展を、無条件で「科学の進歩」と謳歌するのはどうかと思う。

私が非常に気になっているのは「医学はこんなに速いテンポで発展しなければならないのか」ということである。

「医学の発達は人類への福音」と声高に叫ぶ医師もいるし、そう思っている人も多いのではないかと思う。しかし、ここのところはよく考える必要がある。医学の発達がダイレクトに人類の福音になっていると、ほんとうにいえるのだろうか。

ペニシリンではじまった戦後医学の急速な発展

「名医という言葉があるかぎり、医学は科学でない」といわれる。医学がすべて科学になれば、名医とか名人芸といったものはなくなり、どの医者が診断しても同じ結果が出るし、治療も投薬も、医師による差がなくなるわけである。医学は「科学」になろうとして努力してきたともいえる。

医学が科学の仲間入りした最初の出来事は、ジェンナーの種痘《しゅとう》とされている。一七九六年の実験だから、今から約二百年前である。それまでの医学は、せいぜい占星術のレベルだった。それからわずか二百年で今日の医学の隆盛を見るに至った。

とくに発達したのは、二十世紀の後半、つまり第二次世界大戦が終わってからの五十年あまりである。この五十年の医学の進歩というのは、医学の発達の方向を考えるひまもないほど、やつぎばやに次々と新しい医療技術が開発されていった。この発達のテンポは、おそらく誰も予想しなかったのではないか。

戦後の医学は、ペニシリンの大量生産によって幕を開けたといってもいいだろう。チャーチルの肺炎が一発でなおったというエピソードや、第二次世界大戦に従軍した戦傷者たちの化膿を一本の注射でなおしたという報道とともに、ペニシリンは登場した。

ペニシリンそのものの発見は一九二七年で、戦前のことだったが、それから十数年経って大量生産できるようになった。抗生物質のトップバッターだったということ、また、それまでは薬剤の中で本格的に効くものはほとんどなかったという背景もあり、ペニシリンの登場は画期的だった。

これによって、製薬会社や研究者が一斉に抗生物質に注目しはじめ、戦後十年から十数年の間に次々といろいろな感染症に効果を示す薬剤が抗生物質から誕生した。

その後、抗生物質に副作用のあることがわかり、問題にはなったが、その副作用が抗生物質の開発のテンポを遅らせることはなかった。

医療技術の目を見張る発達

抗生物質の開発を、戦後の医学の発達の「東の横綱」とすれば、「西の横綱」に相当するのは「臨床検査の確立」であろう。

臨床検査の発達は、さきに触れたように、〝名医〟の価値を下げたということがある。これにより、内科診断の名医でもあった内科教授の権威は下がったといってもいいだろう。そのこと自体は医学の発達の必然といってもいいが、医学の世界、つまり臨床の現場では画期的な出来事だった。

臨床検査の発達によって、一時は内科の仕事が減ったといわれたが、内科は新しい道を求めはじめた。そのひとつが「免疫学」であり、もうひとつは、二十世紀半ばに発見されたワトソンとクリックによる「二重らせん構造の解明」に端を発したＤＮＡ研究である。これがやがて遺伝子組み換えに発展していった。

外科手術の発達も、目を見張るものがあった。

外科手術の発達は、手術そのものの技術が発達したというものではない——現在の胃の手術法は十八世紀にビルロートの開発したものからほとんど進歩していない。むしろ周辺ともいうべき麻酔の発達、輸血の進歩、抗生物質の開発によって、人間のからだのどこでも、何時間でも開けていることが可能となり、人間の体内の異物は、なんでも摘出できるようになった。かつて聖域といわれた脳や心臓にもメスを入れることが可能になり、これが、臓器移植という新しい医学の分野を誕生させた。

医学の発達といわれるものの本質は、医学そのものの発達ではなく、周辺のサイエンスの発達が医学に導入されたものが多い。もともと「医学」という学問は、数学や哲学のようにはっきりとした形があったものではなく、病気をなおすという必要性から出てきたものである（実際にはなおらなかったが）。だから発達の歴史から見ても、他分野のエキスを導入するのは当然のことともいえるが、それにしても、この導入した部分は大きい。

たとえば放射線医学である。キュリー夫人の発見によって世に出た放射線は、理論物理学の発達によって、X線からベータトロン、リニアックと発達した。一方、コンピュータの発達によって、これがX線断層撮影といっしょになり、CTスキャナー、そしてMRIやPETまでが登場した。これはからだのどの部分でも細かく輪切りにして提示することができる。臨床検査、CTスキャナー、画像診断といったものの開発で、人間のからだを外からほとんど確実に診断できるようになった。このことは先に説明した「名医不要論」につながるようになってきている。

二十世紀の後半はある意味で外科医の時代だったともいえる。脳外科や心臓外科が誕生し、心臓移植といった〝離れ業〟でさえ、先進国では〝ふつう〟の医療になっている。しかし、これだけ華やかな外科医にも影がさしはじめている。

たとえば胃潰瘍の手術は二十年前にくらべると激減した。薬でなおるようになったからである。あるいは、初期の胃ガンや大腸ガンは、かつてのように開腹しなくなっている。小さいガン細胞はファイバー・スコープの先にメスをつけたもので切除するのが主流になってきている。これは、現在の医学の分野では外科なのか内科なのか判然としない。

こうしたことから、「二十一世紀は外科医の失業時代だ」という医師もいる。もちろん誇張もあるが、脳外科や整形外科、それに移植外科は別として、一般外科といわれるものは消滅するかもしれない。移植外科医が心臓移植に執心しているのは、世界の流れに遅れないようにとの〝あせり〟もあるといえよう。

医学の進歩の裏側にある「影」

医学の進歩というのは、すべてが人類の福音になるわけではない。進歩の裏側には必ず影がある。その最も象徴的な例が「薬」だろう。

効果のある薬は例外なく副作用がある。医師は、この効果と副作用を天秤《てんびん》にかけて判断のうえ投薬するわけである。二十世紀半ばまでの医師は、あまり投薬しなかった。効く薬がほとんどなかったためである。

しかし日本では、抗生物質の開発などによって、「薬は効くものだ」という信仰に近いものが医師だけでなく国民の脳裏にもあって、どう見ても過剰と考えられる投与が行なわれている。これは薬価基準と実勢価格の間に利ザヤがあるために投与するという経済的な側面もあるが、同時に患者のほうから薬を要求するということもある（利ザヤは現在ではかなり減っていて、往年の四分の一以下になっている）。

そのうえ、日本の医療界ではインフォームド・コンセント（納得診療）がまだ十分ではない。医薬分業も十分に行なわれていない。さらに薬務行政そのものにも問題があって、「薬《やっ》禍《か》事件」が後を絶たない。薬禍を絶滅することは不可能かもしれないが、日本は薬禍事件があまりにも多すぎる。これも見方によっては、医薬の発達のリアクションだといえないこともない。

遺伝子組み換えも、ほんとうに実現すると二千種類以上もわかっている分子遺伝病が解決するかもしれないし、糖尿病のようなものも地球から消滅する可能性がある。

しかし反面、脳をよくするといった遺伝子組み換えをする医師があらわれるにちがいない。倫理規定で制限すればよいというのは理屈であって、研究者というのは、ときに「魂を悪魔に売り渡してでも研究の成功を得る」という心境になるものである。その危険はいつでもついてまわるのではないだろうか。「医学は生と死にはタッチするな」という意見がある。現にフランスでは「生命倫理法」といわれる法律も成立している。

一方、この何十年かの間に男性の精子が半減し、動物の世界で「メス化現象」が起きている。この原因が環境ホルモンなのかどうかはこれからの研究を待たねばならないが、恐ろしいことである。そうでなくても、日本人は五百年先には人口ゼロになるという予測もある。人間と医学の共存が追究されるべき時代が来ているのだと思う。

第1部

文明のなかの医療と人間

第1章　糖尿病の秘密

日本人の三倍以上食べるナウル島民は四割が糖尿病

赤道直下のマーシャル諸島とソロモン諸島の間に「ナウル島」がある。人口一万人という小さな島（共和国）だが、世界の糖尿病学者からこの二十年ぐらい注目されている島である。というのは、この島の人口の約四割がⅡ型糖尿病の患者（いわゆる成人糖尿病。Ⅰ型は小児に多いウイルス性疾患と考えられている）で、これだけ糖尿病患者の多い地域は世界でもまずないといってもいいだろう。

かつてはなんの変哲もない太平洋上の孤島のような島だったが、たったひとつの特徴は、渡り鳥の営巣地であったことだ。渡り鳥のフンが長年のうちに堆積してリン鉱石になった。リンは火薬や肥料の原料で、需要が高く、ナウル島は一挙に豊かになり、まったく無税の島となり、国民一人当たりの年収は一万ドルにも達している。これはサモア二一〇〇ドル、トンガ二二五〇ドルに比べて四～五倍にも相当する。

ナウル島には、コカ・コーラの工場がある。これは南太平洋諸島へのコーラの供給基地としてつくられたものだが、ナウル島での消費も多い。人々は大きなコーラのボトルをドンと据えて、朝からコーラをがぶ飲みしている。当然のこととして摂取カロリーは高い。

それだけでなく、この島の住民は自動車やオートバイに乗って、歩かない。朝から木陰にたむろしてゲームに興じるか、何かを食べている。オーストラリアの公衆衛生学者の調査によると、一日五〇〇〇～七〇〇〇キロカロリーも食べている。日本人の一日総カロリーは約二〇〇〇キロカロリーなので、日本人の実に三倍以上も食べている勘定になる。

この七〇〇〇キロカロリーというのは、人間が一日に食べることのできる限界に近いものではないかと思う。私自身、今から約二十年ぐらい前に、岩波文庫の小説に登場した人たちの中で、いちばんよく食べた人が誰かを調べてみたことがある。もちろん、完全な調査ではないが、私が調べた範囲では、ゴーゴリの『死せる魂』に登場するイワン・ソバケービッチが大食漢の代表と思えた。

そこで、友人の栄養学者に、このイワン・ソバケービッチが一日にどれくらい食べているかを計算してもらったら、七六〇〇キロカロリーという答えが出た。この数字が正確だとは断言できないが、イワン・ソバケービッチの食べ方を見ると、だいたい、朝起きてから夜寝るまで、何か食べているか飲んでいるかで、あとは酔って眠っている時間である。これだけ食べるのは限界に近い。ナウル島民がほとんど働かずに食べているとすると、ほぼイワン・ソバケービッチに近い食事量になるのではないか。

血糖値を上げる必要に迫られた人類の歴史

ナウル島を歩いたことのある人の話を聞くと、島民はみな肥満型といってもいいという。一〇〇キロ近くの体重があるように見え、なかには相撲の元小錦関のような人もいる。もちろんスマートな人もいるが、ナウルでは、身長一七〇センチで、体重八〇キロぐらいでもスマートという分類に入るそうである。

ナウルの人々が過食でカロリーのとりすぎということはまちがいないが、もともとナウル島にかぎらず、いわゆる「モンゴロイド」と呼ばれている民族はⅡ型糖尿病になりやすいといわれている。したがって、日本人もナウルの人々と同じように、カロリーをとりすぎると糖尿病になりやすいと考えられる（現に、糖尿病予備軍を入れると、日本人の一割が糖尿病という数字がある）。

モンゴロイドやアフリカの民族などは、ずっと飢餓にさらされていた。食べなくても血糖が高いので飢餓に強いという特性をもっている。空腹時血糖値一〇〇以下が「正常」とされているが、アフリカのいくつかの民族ではたいていい一三〇ぐらいはある。それだけ飢餓に備える力があるということもできる。こういった働きは〝節約遺伝子〟というものによるとされている。日本人をはじめ世界中の白人以外はこれだといわれている。

人間のからだには、血糖を下げるホルモンはインシュリンしかない。一方、血糖を上げるホルモンはグルカゴン、アドレナリンなど数種類ある。これは、人類の歴史のなかで、血糖を上げる必要に迫られることは絶えずあったが、血糖を下げる必要はあまりなかったためと思われる。いまでこそ「飽食の時代」といわれ、肥満や糖尿病が問題になっているが、地球全体で見ると、六十億の人口のうち、飢餓にさらされている人は三割以上もいるといわれる。

ところで、このナウル島も、島を支えてきた鳥やリン鉱石がだんだんと減ってきて、島は躍起になってリン鉱石を探しはじめているが、年々減産の一途をたどり、これまで無税で国が提供してきた医療・福祉・教育といったものが、できなくなりそうだといわれている。一部の公衆衛生学者は、ナウル島が豊かな島から転落して、かつてのように出稼ぎの島に変わると、糖尿病も減るのではないかと〝期待〟している。

これに似たような話は日本にもある。後藤由夫・日本糖尿病協会理事長（東北大名誉教授）が日本人の血糖値の変遷を調べたところ、一九七〇年から二〇年間でざっと一六～一八ミリグラムふえている（血液一〇〇ミリリットル当たり）。ところが、一九九〇年から九三年まで三ミリグラム急降下している。これはちょうどバブルのはじけた時期に相当している。

また、東北大学経済学部の菊地和聖教授によると、全米経済研究所が開発した各種の経済指標を組み合わせた景気動向の指標と、血糖値の変遷が驚くほど一致しているという（朝日新聞一九九六年十月七日付）。

飲みすぎ、食べすぎ、太りすぎ、ストレスが引き金

さて、糖尿病はどのようなメカニズムで発病するのだろうか。完全に解明されたわけではないが、だいたい、次のように考えられている。

糖尿病になる人は、体内に糖尿病になりやすい遺伝因子をもっている。遺伝因子があるだけなら発病するとはかぎらないが、糖尿病を起こす引き金（誘因）がある。その引き金は、①飲みすぎ、②食べすぎ、③太りすぎ、④ストレスなどである。

この引き金は、ふつうの生活をしていても、つい度を越せば引いてしまうことになる。とくにストレスは受け身のもので、自分から逃げることはむずかしい。それに、どの程度の不摂生が引き金を引くことになるのかもわかりにくい。ただ、生活習慣が引き金になって発病することは事実で、「習慣病」という呼び名もある。

人間の病気は三つに大別できるといわれている。①遺伝病、②環境病、③習慣病、である。

遺伝病というのは、遺伝因子がそのままダイレクトに出るもので、色盲や血友病などがあげられる。環境病というのは人為的な環境汚染によって病気になるもので、水俣病やアスベストによる肺ガン、大気汚染のようなものによる肺疾患等があげられる。習慣病は生活習慣がよくないために起きる病気で、喫煙による肺気腫、アルコール依存症、糖尿病などがあげられる。

習慣病の多くは、糖尿病のように病気を起こす遺伝因子があって、その引き金を引くことによって発病するが、引き金のほうだけを見ると、生活習慣が悪いから発病したということになる。

多くの習慣病は、糖尿病のようなメカニズムで発病すると考えられるので、日本が当面している糖尿病の対策を確立することができれば、その他の心臓血管系の病気等の対策は立てやすくなる。その意味からいっても、糖尿病対策を成功させることが重要となる。

糖尿病の診断は主に二つある。ひとつは空腹時（一二時間以上絶食状態）の血糖値が一二六㎎／dl以上は糖尿病である。もうひとつは空腹時に七五gのブドウ糖液を飲み、二時間後、血糖が二〇〇㎎／dl以上は糖尿病と診断される。正常とされる範囲は空腹時血糖が一一〇㎎／dl未満、ブドウ糖液負荷後二時間たって一四〇㎎／dl未満の人。糖尿病でもなく正常でもない人を境界領域型と呼んでいる。

血糖が高いことそのものが恐ろしいのではない。常時血糖が高いと、細い血管がやられやすくなり、眼の網膜症や腎症などの合併症を併発する。ヘタをすると失明したり、人工透析の厄介にならねばならなくなる。現に日本でいま人工透析をしている人の半分以上は糖尿病からきた腎症によるものである。

さきに述べた空腹時血糖値が一二六mg／dl以上を糖尿病学者が重視しているのは、この数値を境に、網膜症になる人が格段にふえるというデータがあるためである。

血糖コントロールと合併症の防止

糖尿病というのは結局のところ、インシュリンの分泌が悪くなったり、分泌されてもうまくとりこめなくて、血糖が上がる。その結果、細い血管がやられて網膜症や腎症になる危険性がある。このほか、血管にも影響し、多くの成人病を誘発することが最近わかってきている。とくに恐ろしいのは「隠れ糖尿病」といわれる、いまの糖尿病の検査数値では正常なのに突如心筋梗塞に襲われるようなものの存在がわかってきたことである。

残念なことに糖尿病は、いまの医学ではなおらない。糖尿病の治療といわれているのは、なおすものではなく、血糖をコントロールすることによって合併症の発症を防ぐのが目的なのである。

これは、患者にとっては嫌になるような話である。患者が病気の治療をするのは、なおりたいためである。それが、なおらないのに、毎日気を使ってコントロールしなければならないので、一種、絶望的にならざるをえない。

長い期間、糖尿病をわずらっている人のなかには、ときに思うままに食べたりすることがある。これは糖尿病の療養自体がストレスになり、そのストレス解消のために自暴自棄的になるからである。

糖尿病にとって、血糖のコントロールの基本は食生活である。食生活のコントロールがうまくできていないと、運動をしても血糖降下剤を飲んでもあまり効果がない。糖尿病のコントロールの原則は、食生活である。これは本人の努力とともに、患者の食事をつくる人も十分な栄養の知識をもち、それを調理で展開しなければならない。この食生活が、糖尿病患者にとっての〝生命線〟なのである。

糖尿病はきわめて個人的な病気である。一般的には、ひとくくりにした病気のように思われているが、そうではない。極論すれば、患者一人ひとりがちがうタイプの糖尿病になっているのだといってもいい。昼間の血糖値が高いが夜には下がって、朝は正常値に近くなるという人もあるし、その逆で、朝は高いが昼間はそれほど高くならないという人もいる。

Aさん（七十四歳）は、れっきとした糖尿病患者だが、毎日夜になると二時間も散歩している。それというのも、運動が糖尿にいいといわれたので、歩いているのである。しかし、いくら歩いても、いっこうに血糖値はよくならない。ヘモグロビンA1C（血糖値の二カ月間の平均）が一〇・〇ぐらいもある。

その理由はAさんが大の甘いもの好きで、一日にまんじゅうを三個ぐらい食べているからである。これでは、どんなことをしても血糖のコントロールはできない。しかも、このAさんはお医者さんで医師会の幹部でもある。

予防の原則は「おいしいものを少量」

運動をすすめる医師は多い。しかし、食べたカロリーを運動で消費するのはたいへんなことなのである。

たとえば、体重六〇キログラムの男性が、八〇キロカロリー（小さなおにぎり一個分）を運動によって消費するには、ゆっくりの散歩で三十分、ふつうに歩いて二十分、ウォーキング（速歩）で十五分、ゆっくりの水泳で十一分、テニスの練習で十分、ゴルフで十五分かかる。摂取したカロリーを運動で消費するのは不可能といってもいいだろう。

運動することによってインシュリンの分泌を高めるというねらいはあるものの、糖尿病予防の原則は食生活である。そして、この食生活のコツは、結局は「おいしいものを少量」ということになる。

幸い、糖尿病になっても、腎臓を悪くしないかぎり何を食べてもいいわけで、糖尿食というのはイコール健康食なのである。多くの人は糖尿食というのはカロリーを減らした「うまくない食事」と思っているが、そうではない。

医師は栄養をあまり知らない。栄養士は調理を知らない。そして盛りつけを知っている人は調理人にも少ない。革新的な食事を誕生させるべきであり、それとともにすべてのレストランではカロリーの表示をしてもらいたい。

糖尿病だけでなく心臓血管系の病気の予防などを考えあわせると、中年をすぎたら、日本人の全員が健康食という名の糖尿食を食べるようにすれば、健康増進社会へ一歩近づくことになると思う。

心臓疾患を引き起こす糖尿病

糖尿病の問題点はもうひとつある。糖尿病はこれまで「細い血管だけがやられるので、網膜症や腎症になりやすいが、太い血管には影響がない」とされてきた。しかし、近年の研究の結果、糖尿病は太い血管にも影響を与えるということがはっきりしてきた。

心臓手術を必要とする患者を多数調べたところ、心臓血管系の手術を受けた人の数十パーセント以上が糖尿病患者だった。太い血管も糖尿病によって障害を受けることがはっきりしたわけである。

岡山市に榊原病院という心臓外科の専門病院がある。この病院は昭和七年にスタートした日本最古の心臓外科専門病院である。この病院では戦前のデータは空襲で消失したが、戦後のデータはカルテが全部保存されている。一昨年、その手術例が一万例に達した。そのデータを刻明に見ると、実に手術患者の六〇パーセント以上が糖尿病患者だった。こういった報告はあちこちにあり、糖尿病になると太い血管もやられるという悲劇的な病気であることがわかったといえよう。

糖尿病の医療費は現在、約二兆円とされている。これは総医療費（国民医療費）三一兆円の約一五分の一に相当する。この二兆円の内訳は、八〇〇〇億円が糖尿病に起因した腎症のために人工透析をするようになった費用で、残りの一兆二〇〇〇億円が糖尿病の診断、治療に使われている。しかし、もし心臓血管系の病気の半分以上が糖尿病に起因しているとすれば、糖尿病の医療費は現在の三倍以上にもなるのではないかと見られる。

そこで、厚生労働省も二〇〇六年度から本格的に糖尿病と取り組むことになった。このポイントは、結局は「境界領域」にいる人たちを糖尿病にしないようにする施策の展開しかない。これには市町村でキメ細かい施策を展開する必要があるが、何より肝要なことは、国民一人ひとりの努力である。境界領域の人は放置すると、ほとんどまちがいなく糖尿病の領域に進んでしまう。そうならないためには、適度の食生活と適度の運動によって自分の血糖をコントロールする以外に方法がない。そして、なんといっても個人の自覚が必要である。

それとともに、適切な健康生活をするための地域の手立ても大切である。糖尿病になってしまえば、医師の治療を受ける以外に方法がないが、境界領域の人は、地域の保健師や市町村の協力があれば適切な健康生活を送ることができる。ここのところの対策を誤ると、せっかくの計画も水泡に帰することになってしまう。いま、もし医療費を節減しようとするなら、結局はこの対策しか、さしあたっての施策はないといってもいいだろう。

厚生労働省は二兆円ぐらいの節減を糖尿病で十年後ぐらいにもくろんでいる。これはむずかしいことではあるが、何とかして成就させたいと思うし、成就させるべきである。

人間が失った「節約遺伝子」

日本は、いま糖尿病の医療費に苦慮している。しかし、これは元をいえば、さきに触れた日本人の遺伝子の問題なのである。日本人だけでなく、モンゴロイドと呼ばれる民族には「節約遺伝子」と呼ばれる遺伝子をもったものが多い。冒頭に紹介したナウル島民も同様である。

人類の祖先が、山や森にシカやウサギを追うという生活をしていた頃は、何日も獲物が得られない日が続くということが多かったにちがいない。そのさい、もともとの血糖が高ければ、食べなくてもしばらくはもつという利点があった。いまでもアフリカ中部などは飢餓が常態というところもある。「地球の六分の一は飢えている」とさえいわれている。こういうところでは、節約遺伝子がモノをいうわけである。

これは人間のからだの優秀さのひとつかもしれない。それが、糖尿病などという厄介な病気を背負い込むようになった第一歩は、おそらく狩猟時代から農耕時代に入ったときだろう。人類は農耕時代に入って人口がふえている。食べていける人の数がふえたためである。それでも農耕時代には、ときどき飢饉というのがあった。作物がまったく実らない年の出現である。しかし、これは十年も二十年も続くことはなく、均衡は保たれてきた。しかし農耕時代は、全国民にとって「ぜいたくは敵だ」ということだったにちがいない。

現在のように飽食の時代といわれるようになったのは、日本でもせいぜい、この二十年ぐらいである。食生活の様相が一変し、家庭の食事からコンビニの食事、外食が通常になった。栄養に偏りが起き、小学生の糖尿病（I型でない成人糖尿病）が出現するようになった。ちなみに、日本も第二次世界大戦中にはII型糖尿病患者はいなかったという。食べるものがなければ、II型の糖尿病にはならないのだろう。

節約遺伝子をもった人は優れた人たちなのである。人間の構造は太古の生活にふさわしいように組み立てられているし、適応できるようになっている。一例をあげると、地球の歴史四十億年を一年にたとえると、人類は十二月三十一日午後十時頃に誕生したにすぎない。せいぜい一年のうちわずか二時間しか生きていない。誕生してようやく地上で生活するようになったセミの寿命よりも短いのである。

この短い時間に人類は進化しすぎたのではないだろうか。人類がかつてのようなテンポで生きていたのなら、節約遺伝子は「光り輝く人類の特性」ともてはやされていたはずである。また、現代であっても、人類の六分の一から十分の一ぐらいは飢えに苦しんでいるわけである。糖尿病のことを考えると、どうしても文明とのかかわりを考えざるをえなくなる。

第2章　ストレス社会が生みだす病

精神医学は説明してもわからないという考え方

「二十一世紀は首から上の医学の時代だ」といわれる。多分に象徴的な言い方であるが、たしかに真実の側面をいい当てているように思う。

なにしろ、医学は二十世紀後半に相当発展した。完全に制圧したわけではないが、伝染性疾患の多くはなんとかなるようになったし、成人病（ガンや心臓血管性疾患）も、ある程度はメドがつきはじめた。多くの遺伝性疾患もおそらく遺伝子組み換えによって、二十一世紀前半にはカタがつくと見られるようになった。そうなると残るのは、移植外科のようなものを除けば、脳の疾患、つまり首から上の医学が主流になるのではないかという意味なのである。

この見方は正しいと思う。精神病や精神身体医学のようなものが、今よりも研究されるようになり、ウエイトも高まるだろう。これは、ある意味では進歩だと思うが、この「首から上の医学」といわれる分野は、一般の人にとって非常にわかりにくい。
とくに日本では、精神病への国民の理解はきわめて低い。人々はただ患者などを恐れているというだけである。この無理解が精神保健の発達を遅らせている最大の原因と指摘されている。

一般の人々が精神病患者への理解をもっと深めねばならないことは、緊急課題だと思うが、同時に私がいつも思うことは、精神科の医療従事者が、精神病患者について、人々に理解を求めようとしていないということだ。とりわけ、私が指摘したいのは「精神科は特殊な疾病《しっぺい》で、一般の人々に説明してもわかるようなものでない」と考えている精神科医が多いことである。それどころか、「精神病は他科の医師には理解できない」と考えている医師さえいる。

日本は明治以来、ドイツ医学の影響を受けて発達してきた。ドイツ医学にはいくつもの長所もあったが、反面、専門に凝り固まる傾向もある。また、ドイツは専門家の社会的地位が高く、専門家が他を排除するという傾向もあり、日本の医学界も多かれ少なかれ、そのドイツの考え方を踏襲してきた。

この傾向は、本来、国民がよく知っていなければならない知識が提供されないということになって、結局は国民のために役立たないことになる。

発達した前頭葉が引き起こすストレス

「首から上の医学」には、日常的に影響を与えているストレスの研究と治療を中心にした「精神身体医学」も含まれるが、この精神身体医学もまた、国民に向かって啓発するということをあまりしていない。

精神身体医学の専門医がせいぜい百人ぐらいしかいないことが、その一因だろう。また、本来近接しているはずの精神病の専門医が、どうしたことか精神身体医学への関心が低い。それにまた、精神身体医学の大御所といわれる先生の書かれた本などは、哲学の本なみに難解である。もちろん、理論も必要ではあるが、一般の人々にとって必要なことは、ストレスについての知識とノウハウである。ストレスについてのわかりやすい解説が必要なのである。「ストレス」というのは、いまや立派な〝日本語〟のようである。しかし、その割には、国民によくわかっていない。まず、ストレスとはいったいどういう状態なのか。

私はこれまで十人近くの専門家に、ストレスとはどういうものかを聞いてみた。いろいろな説明があったが、私がいちばん納得したのは、もう三十年前になるが、当時、東大医学部脳研究施設所長だった時実利彦先生(大脳生理学)の説明だった。これをかいつまんでいうと、次のようになる。

人間の脳は頭のてっぺんから内側にかけて「新しい皮質」と呼ばれる部分があり、その奥に「古い皮質」と呼ばれている部分がある。脳をマツタケにたとえると、カサの部分の裏側に当たるところである。マツタケの軸に相当するところの下部のほうに「脳幹」と呼ばれる部分がある。

新しい皮質は知識、理性、判断などを支配し、古い皮質は食欲、性欲、集団欲などの本能を支配している。

脳幹は「生命の座」ともいわれ、ここが死なないかぎり人間は生きているわけで、たとえ新しい皮質や古い皮質の活動を示す脳波が平坦になっても、脳幹が生きているかぎり人間は生きている。これを「植物人間」と呼んでいるのは周知のとおりである。

ところで、この新しい皮質と呼ばれている部分の前のほう、つまり人間のおでこの下に

脳の構造

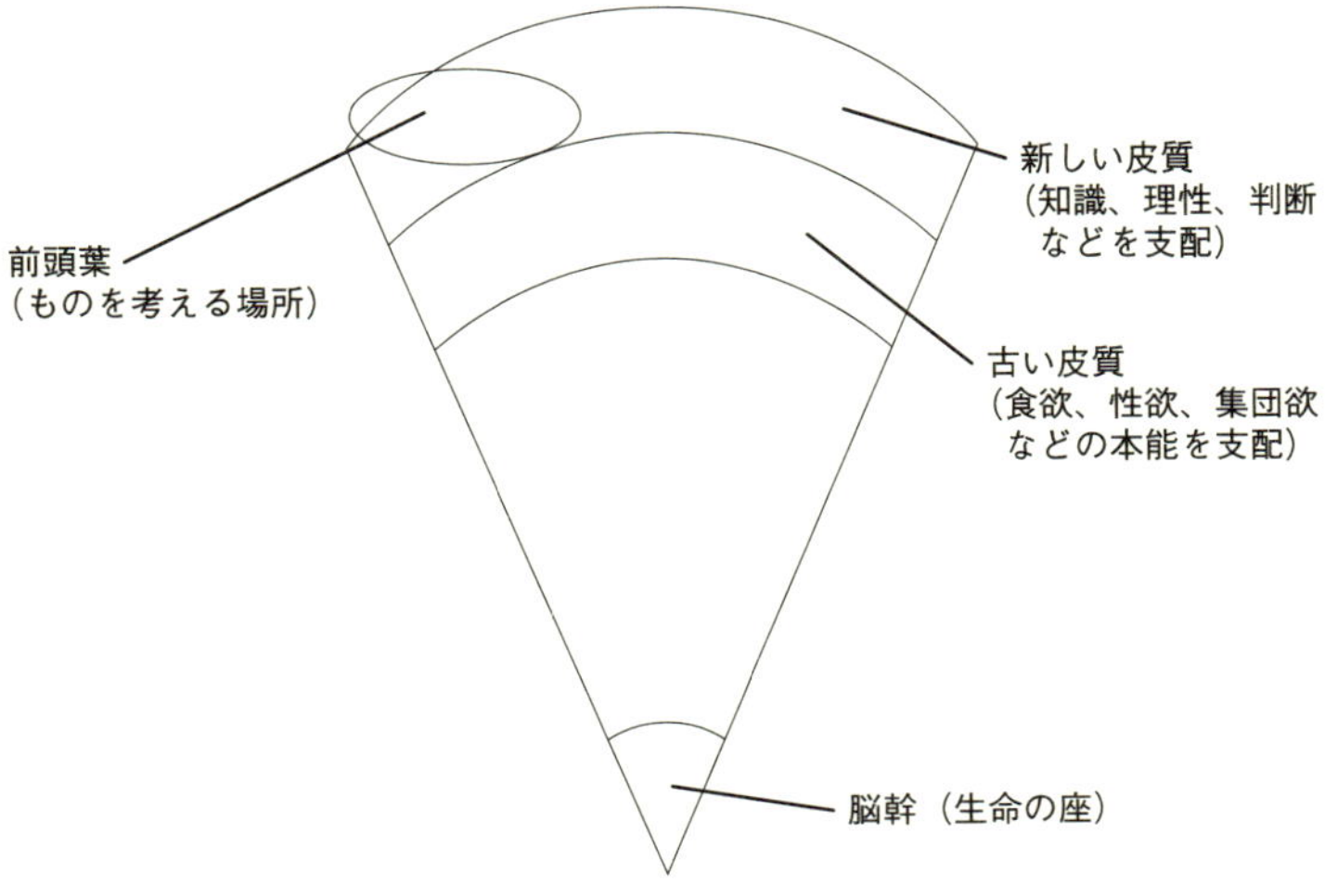

当たる部分に「前頭葉」がある。「前頭連合野」ともいうが、ここはモノを考えたり、つくりだしたりする「創造の座」である。

前頭葉は、人間だけがとくに発達している。他の哺乳類にも前頭葉はあるが、発達していない。人間が言葉や文化をもつことができるようになったのは、この前頭葉のおかげである。

しかし、この前頭葉の発達は、人間にとってプラスばかりではない。マイナスもある。たとえば、人間は未来を考えることができる唯一の動物である。だからこそ、人間は苦しみを感じる。自殺したりする。イヌやネコは前頭葉が発達していないために、失恋して世をはかなんだり、自殺したりすることはない。自殺をするのは人間だけで、それも、十歳以下の子どもの自殺はない。自殺は自分で死ぬことを考え、自分で実行しなければならない。これは十歳以下の子どもにはできないわけである。

いわゆる「ストレスがかかる」といわれる状態は、新しい皮質が古い皮質、つまり生きていく力を圧迫する状態と考えられる。とくに人間は前頭葉が発達しているだけにストレスがかかることが多いともいえる。

この圧迫は小さくても長期にわたることもあるし、短期的に大きいうえに、尾を引いて影響するということもある。

私たちはふつうに「ストレスがかかる」といっているが、これは正しくはストレッサーと呼ばれている。ストレッサーはストレスの因子ぐらいの考え方でいいわけだが、このストレッサーというのはかなり厄介なものである。

新しい皮質が古い皮質を圧迫すると、どういうことになるのだろうか。

人間は私たちが思っているよりも、はるかに微妙なバランスのうえで生きている。人間が微妙なバランスを保つために「ホメオスタシス（恒常性）」といった働きがある。ストレスを受けると、このホメオスタシスがバランスを失う。それが精神や身体に影響を与える。

その〝症状〟を列挙すると、けっこう多い。まず、眠れない、つまり不眠である。これがときには何日も続くことがある。胃潰瘍、十二指腸潰瘍、血圧が上がる、糖が出る、ノイローゼ（神経症）になる、体内のガン細胞をふやす、といったことがわかっている。ほとんどの成人病の〝引き金〟になるのではないかとさえ思われる。

ストレスが持病を悪化させる

もう一点、重要なことは「強烈なストレッサーがかかると、その人の弱い部分がやられる」ということがある。胃の弱い人は胃潰瘍になり、糖尿病の人は血糖が上がる。きわめて興味深いのは、ストレスで胃潰瘍になる人は十二指腸潰瘍にはならず、十二指腸潰瘍になる人は胃潰瘍にならないことが多いということである。

大きなストレスがかかると、持病が悪化するというケースはかなり多い。私が若い頃に世話になった旧社会党の和田博雄さんもそのケースで、彼は小さい頃からぜんそくの持病があった。

農林官僚だった昭和十年代の後半、企画院事件（一九四一年、企画院調査官だった和田が、経済統制を通じて日本の社会主義化を図ったとして警察に検挙逮捕された事件。のちに無罪確定）のとき、また、社会党の幹部になってから起きた全購連事件（一九五七年、和田が社会党政策審議会長就任の翌年、全国購買農業協同組合連合会＝全購連から不正な政治献金を受け取ったとして一年間の役員権停止処分を受け、政策審議会長を解任された事件）のとき、どちらもそれまで止まっていたぜんそくの発作を起こした。これは逮捕や取り調べがストレスになったわけである。

このストレスと病気の関係は少しむずかしく、医学的にいうと次のように説明されている。

①ある種の病気にかかりやすい素因、素質をもっている人の、その病気を誘発する因子になる。
②潜行している病気を顕在化させる因子になる。
③すでにかかっている病気を悪化させる。
④身体的病気の発症要因になる。

⑤精神的な障害（不眠症からノイローゼ、うつ病など）を引き起こす要因になる。

ストレスはこのように心身に関与しているといえそうである。

ストレスの感じ方に大きな個人差

「白衣症候群」といわれる状態がある。この現象は、自分で自宅で血圧を測ったときには正常値なのに、医師に測ってもらうと高い。医師に測ってもらうという緊張感によって血圧が上がるのである。これこそストレスを象徴している現象といえよう。

私たちは、いろいろなものからストレスを受けている。極端にいえば、自分にとっていやなこと、やりたくないことをさせられたり、自分とちがう意見をいわれてもストレスを感じる。

厄介なことに、ストレスの感じ方には個人差がある。いくら悪口をいわれても平気な政治家のような人もいるかと思えば、ほんの少しいわれただけでも、一晩眠れなかったというような「気の弱い人」もいる。また、ストレスの種類によって受け方がちがうという問題もある。仕事のストレスには案外平気だが、女房にはまったく弱いという人もいる。

最近の秀才といわれる人たちの間では「自分が努力しても目的を達することができないこ

とがストレスになる」という、凡人には考えられないような感覚の持ち主も登場している。東大法科出身のエリート官僚のなかにこういったストレスを感じる人もいる。

こういう「特殊な人」は別として、ふつう、人間は生活上のストレスをどのように感じるかを数値で示したものがある。ホルムスというストレス学者によるもので、配偶者の死を一〇〇として、その他のストレス要因を数値であらわした指数である。上位に並んだ生活上の出来事をいくつか挙げておこう。

配偶者の死一〇〇／離婚七三／夫婦別居生活六五／拘置、拘禁、または刑務所入り六三／肉親の死六三／けがや病気五三／結婚五〇／解雇四七／退職四五／家族の病気四四／妊娠四〇……

アメリカ人を対象にしたもので、日本人にそのまま当てはめるのは多少無理があるようだが、それなりに興味深い点もある。

ただし、ストレスの感じ方には大きな個人差があることも考慮に入れておくべきだろう。

期待が大きいほどストレスは大きい

現代社会は、見方によればストレッサー充満社会だともいえる。たとえば、現代の日本と江戸時代とをくらべてみよう。もちろん、江戸時代は封建社会での重圧はあったが、現在のようなテンポで生活が進んでいくようなことはない。やはり農耕社会のほうが、テンポがのんびりとしており、ストレスは少なかったということができるだろう。

「自分にとって気にくわないことはすべてその人にとってストレスになる」という説明がある。私たちの現代社会は気に入らないことの連続だともいえる。ラッシュ時に満員電車に乗っても気に入らないことばかりである。しかし、これをいちいち気にしていたのでは身がもたない。あきらめて、満員電車の中の人の波に上手に乗るようになり、なかにはそれを楽しんでいる向きもある。こうなると〝馴れる〟ということになる。

人間関係でも、好きな人ばかりを相手にするわけではない。適当に波長を合わせないかぎり、生きていけないわけである。こういった社会に合わせられない人は、社会からはじき出されるか、ノイローゼになるしかない。

ストレスによる病気というのは、自分が仕事をしなければと思って、力んだときになるという側面もある。たとえば、銀行でノイローゼになるのは支店次長に多い。銀行では先輩から「支店長になってから頑張ってもダメだ。頑張るのなら支店次長からやらないと間に合わない」といわれつづけてきている。支店の課長というのは部下も少ないし、管理も楽だが、大きな支店の次長になると何十人も行員がいることもある。それらを管理するのはたいへんである。うまくいかないと自分が切れてしまうということになる。期待が大きいことがマイナスに作用することもあるわけである。

逆に「左遷されてノイローゼになった者はいない」ともいわれる。左遷されるとコンチクショウとは思うが、ノイローゼにはならない。なかには、左遷というストレスを生きがいに転化するという〝芸当〟のできる人もいる。いずれにしても、人生は期待が大きいほど危険やワナがあるともいえるようだ。

アルコール、遊ぶ、生きがいでストレス解消

現代社会では、ストレスから逃げるわけにはいかない。それと見方を変えれば、ストレス・ゼロという状態は人間にとっては死のようなものである。生きているかぎりは必ずストレスと共存するわけである。

そこで、現代人のストレス対処法というのは、結局のところは、ストレスをある程度受けるのはやむをえないと考え、そのかわり、ときどきストレス解消をする生活をすることである。

ストレス解消の方法には、三つある。

第一は、リラックスして少量のアルコールを飲むという方法。

みなこれを実行しているが、気を使いながら飲むアルコールはストレス解消にならない。

自分の会社の製品を相手に売るために飲むアルコールなどは、ストレスになっても、ストレス解消にはならない。

この場合のアルコールの量は個人差はあるが、一般的にいえば日本酒なら二合、ビールなら大びん二本、ウイスキーならダブル二杯というところである。アルコールは飲みすぎると逆にストレスになるとされている。

第二は〝遊ぶ〟ことである。

これは楽しく遊ぶのでないと、ストレス解消にならない。「彼といっしょだったから一匹も魚が釣れなかった」というような相手とはいっしょに行くべきではない。「一匹も釣れなかったけれど、彼といっしょだったので楽しかった」という人と行くべきである。もしそういう人がいないのなら、一人で釣りを楽しむほうがストレス解消になる。

第三の方法は、仕事をして生きがいを感じるという方法である。

生きがいを感じると、実際にストレス解消になる。これは、うまい方法と思うが、気をつけねばならないことがある。それは、仕事はいつでも成功するとは限らないということだ。うまくいったときは心の喜びを感じて、同時にストレス解消になる。しかし、仕事がうまくいかなかったときには、逆にストレスになることも知っておくべきだ。

だから、仕事以外に、家の中で遊べることと家の外で遊べることを一つずつ趣味としてもち、それと仕事をうまく組み合わせてするのが賢明な方法である。

趣味というのは、それをやれば、ほかのことを忘れることができるもので、何でもいい。いまは価値の多様化時代だから、いくらでもあると思う。こうしてストレスで健康を害するのを防ぐようにすべきである。

第3章　人体のリズムの不思議

海外旅行につきものの時差ボケ

まず、私自身の経験から話をはじめよう。もう三十年以上も前の話だが、私がはじめて「時差ボケ」なるものに遭遇したときのことである。

その年の十一月に東京‐パリを一週間で往復した。一週間以上の日数がとれず、スケジュールが詰まっていた。

十一月三日の朝、東京を発ち、モスクワ経由で三日午後七時頃（パリ時間）パリに着き、十一月十日午後二時頃、パリを発って北回りで十一日夜（日本時間）に東京に帰った。

パリに着いた十一月三日夜は午後十一時頃に眠ったが、一時間半ぐらいして目がさめた。ぐっすり眠ったという感じで朝かと思ったが、時計を見たら夜中の十二時半である。それから一時間半ぐらい眠れなくて午前二時頃になってやっと眠ったと思ったら、また午前三時半頃に目がさめ、ブランデーを飲んで午前五時頃になるとやっと眠れて、次に目がさめたのは午前八時を少しすぎており、そこで起きた。

次の晩は十二時頃に眠ったが、やはり夜中に二度、目がさめた。そしてしばらく眠れなかった。三日目と四日目の夜は一度ずつ目がさめ、五日目の夜は比較的よく眠れたが、朝は早く目がさめた。六日目の夜はぐっすり午前八時まで眠れた。こうして、やっとパリに馴れたと思った翌々日にパリを発って十一月十一日に東京に帰国した。

そのときはスケジュールがぎっしりで、帰国した翌日から長崎、鹿児島に行った。九州には合計して四日間いたが、この間はパリにいたとき以上に眠れなかった。だいたい一時間半眠って、一時間半起きて、また一時間半眠るという〝リズム〟がつづいた。ぐっすり眠れるようになったのは十一月十九日の夜からで、ほとんど三週間は眠りが十分でなかった。この間の夜の眠り方は昼寝によく似ていた。短い時間ですぐ目がさめてしまう。それだけではない。昼間はなんとなくぼんやりしているのである。

私の知人のS大学教授が、一年間の休暇（大学では何年かに一回、こういう結構なバカンスがある）で、ヨーロッパ全土を歩こうと考え、西洋史誕生の地、ギリシャからはじめようと思って、日本からアテネのホテルに到着したとたん、肩から掛けていたカバンを盗まれた。そこにはパスポート、トラベラーズチェック、現金（約五〇万円）、クレジットカード一切が入っていて、S教授はそのホテルから一週間、一歩も外に出られなかった。これは単なる油断ではなく、時差ボケによって注意力が散漫になっていたためだろう。

このような状態を一般に「時差ボケ」とか「ジェット疲労」と当時は呼んでいた。飛行機で旅行すると、昼と夜がややこしくなり、そのため睡眠不足になるのが原因だと考えられていたが、その後の研究で実はそうではないということがわかった。

人間に固有のサーカディアン・リズム

この時差ボケの発端は四十年以上も前、ジェット機の登場とともにはじまっている。当時FPA（アメリカ航空パイロット協会）で一人の医師が「東西航空を飛んでいるパイロットは早く年をとる兆候がある」と報告したのが「時差ボケ」のハシリである。

アメリカのパイロットは「ジェット疲労」と名づけて具体的な症候をいくつかあげた。頭痛、目の痛み、視力低下、胃腸不調、食欲不振、息苦しさ、発汗、悪夢などである。これらのなかにはパイロットという特殊な職業上の問題もあるかもしれないが、どうもそれだけでは説明がつきかねた。この頃、スチュワーデスも同様の似たような訴えをしている。胃腸の不振、不眠症、とらえどころのない精神不安、生理不順といったものをあげている。

これらは地球を絶えず東西に長時間にわたって横断するために起きる症状と説明できるが、

少なくとも国内線を飛ぶジェット・パイロットやスチュワーデスにはこうした訴えはなかった。

この頃、旧ソ連でもモスクワ―ハバロフスク間（約九時間）の飛行にともなう脳波や分泌機能の変化を観察したところ、かなり障害に近いものがあることがわかって、仕事と休息の日程を規則的に保つように警告したことがある。オランダとフランスの学者は、パリやアムステルダムからアンカレッジに飛んだあとは、ナトリウムやカリウムなどの尿成分の周期が環境に順応するまでに五～六日かかることを報告している。同じような実験で、アメリカではミネアポリスからソウルまで飛んだときにはそれが九～十一日間もかかることを報告している。

地球を東から西に飛ぶときと、西から東に飛ぶのとでは人間の順応速度がちがうという研究もあった。アメリカからローマに飛んだとき（西から東）には体温周期がローマに同調するためには六日間かかったが、アメリカからマニラに飛んだとき（東から西）には三～四日間で順応したたという。

この「時差ボケ」といわれる現象はどうして起きるのだろう。実はそこのところが非常に興味深いのである。基本的には、人間にはもともと固有のリズムがあり、それが破られたときに「時差ボケ」という現象が起きるということがわかった。この固有のリズムを英語ではサーカディアン・リズム（circadian rhythm 日周期）と呼ばれる。サーカディアンの「シルカ（circa）」はラテン語でおよそ（約）という意味で、「ディアン（dian）」はラテン語のデイエス、つまり一日ということである。サーカディアン・リズムは、約一日のリズムということで、実際には二十四時間よりすこし長い。

人間は、時刻によって呼吸も脈拍も血圧も血糖値も、そして痛みもちがうものなのである。気分のようなものも、時刻によって異なる。サーカディアン・リズムとは、そうした周期的な身体の変化のことで、人間を全体的に統一しているホメオスタシス（恒常性）とも関連のあるものではないかと見られている。

昼夜の別、活動期と休息期といった別も、サーカディアン・リズムに支配されている。たとえば精神病患者は、このリズムが二十四時間ではなく、三十六時間とか四十八時間になっているという指摘もある。現に夜中の十二時に精神病棟に行くと起きている患者が多い。これは患者のリズムがふつうの人のように二十四時間ではないので夜中に起きているわけである。

血糖値にも一日のサイクルがある

一般的にいって、病気になったさいには夜眠れなくなるし、不眠がつづいてから病気になったりすることも多い。これは不眠が一種の警告反応のようなものではないかという見方もある。痛みなども、ふつう一日中つづくものではない。時刻によってちがう。ところがガン末期の痛みは四六時中起きる。ガンはやはり異常なのである。

糖尿病のときに問題になる「血糖値」というのがある。人間には膵臓《すいぞう》から分泌するインシュリンというホルモンがある。糖尿病は、このインシュリンの分泌が悪いか、ときになくなって、血糖が上がる病気である。私たちは、食事をすると血糖が上がる。これを下げるためにインシュリンが分泌されるのだが、糖尿病になると、このインシュリンの分泌が少なくなるので、血糖が下がらないという現象が起きる。

糖尿病は血管内の糖分が多いために、血管、とくに毛細血管に影響を与える。つまり、血液が糖分でねばる。そのため、眼の血管の障害を起こして網膜症になったり、腎不全になったりする。あるいは末梢神経をやられるために足の指に壊疽《えそ》を起こして、運が悪いと足を切断しなければならないなどの合併症が起きる。この合併症が怖いわけで、血糖値が上がって死ぬというのは、よほどのことがないかぎり起きない。

多くの人は人間の血糖が上がるのは、何か食べたからだと思っている。ところが、実は必ずしもそうではない。何も食べなくても血糖が上がる時刻がある。午前五時頃になると、誰でも血糖や血圧は上がる。多くの人はこの時刻には眠っている。しかし、上がるのだ。これは、人間が朝になって仕事をしなければならない時刻が来るので血糖や血圧が上がるのである。これは仕事をするための「オン・ザ・マーク（準備）」ということなのである。

午前五時頃から血糖や血圧が上がりはじめて、午前八時半から九時頃にいちばん高くなるという。この時刻に病院に行って血糖を測ってもらうというのは、必ずしも正確かどうかわからない（もっとも、最近は二カ月間の血糖値の平均を出すというヘモグロビンA1Cという便利な検査法が登場している）。ともあれ、この午前五時頃から上がりはじめる血糖を「暁の血糖値」と呼んでいる。うまい名づけ方である。

リズムが順応できるのは一日約一時間以内

このような研究の結果として、人間固有のリズムが順応できる範囲は、一日約一時間（ジェット機で八〇〇〜一〇〇〇キロ）だろうと考えられている。これが人体の許容限度なのだろう。だから、日本国内の飛行機なら時差ボケは起きない。地球を東西でなく、南北に飛んだときも、時差ボケは起きない。

興味深いことにケープケネディから打ち上げられた宇宙船の乗組員は、大気圏外の宇宙で終始ケープケネディの時間で生活し、そのまま地球に戻ってくる。これは大気圏外では引力の影響を受けないためと考えられている。

時差ボケが起きるのは、人間には昼と夜、つまり活動期と休息期というリズムがあって、体内のホルモンの分泌からすべてのものが活動期と休息期ではちがうからである。休息期には長い時間眠ることができるが、活動期には眠りのリズムの一単位（人によってちがうが、一時間半〜二時間）しか眠ることができない。これが時差ボケの原因だと考えられている。

人間の睡眠には二つの重要な点がある。ひとつは、睡眠量は時間と深さを掛けた「積」であるという点である。だから時間だけ長く眠っても十分ではない。ふつう人間の眠りでは最初の二時間（人によってちがうが、一時間半から二時間がひとつのリズムになっている）にかなり深く眠り、以後の二時間ずつの眠りはだんだん浅くなる。深く眠るためには午後十二時より前（午後八時から午後十二時とされている）に眠るほうがいいとされている。

睡眠のリズムは二時間を単位とし、眠りの相は二つに大別される。ひとつは脳が眠ってからだが起きている時間（ノンレム睡眠）、もうひとつは脳が起きてからだが眠っている時間（レム睡眠）の二つである。

ノンレム睡眠とレム睡眠は九〇分間隔で交替することになっており、かつてはレム睡眠時に夢を見て、ノンレム睡眠では夢を見ないと考えられていた。たしかにレム睡眠時に夢を見るのは七〇〜八〇パーセントと多いが、ノンレム時でも五〇パーセント近くが夢を見ていたという実験もある。

夜行性にはできないのが人間のからだ

人間は、光と音を遮断すると、昼でも眠るようになる。現代社会は昼も夜も働くという社会である。工場でもそうだし、時差のあるヨーロッパやアメリカを相手に相場をしたりする人もいる。そして社会では、そういうことは当然のように思われている。しかし、それが正しいのかどうかは考えてみる必要がある。

昼間、一分間に一万円札を一〇〇枚数える能力のある人がいるとする。その人に夜中の十二時に同じことをさせると、だいたい七〇枚ぐらいしか数えられない。つまり夜中になると三〇パーセント減ぐらいの力になる。このことから見ても、夜行性人間というのは成り立たないことなのである。

しかし、世の中には「自分は夜行性人間だ」と思っている人も結構いる。これらの人たちは、昼と夜のリズムを少しずつこわして、それに馴れたような気分になっているだけのことで、健康という角度から見るかぎり、夜働くのはたいへん不自然なことである。

フランス中部で働いている一〇〇〇人の工場労働者を調査した結果によると、四五パーセントの人が一週間交替制（昼一週間働いて翌週一週間は夜働くという繰り返し。もちろん交替前に休日をはさむ）に順応できず、三四パーセントの人が二日の交替制（二日昼働いて一日休んで次の二日は夜働く）に耐えられなかったというデータが出ている。体温周期を調べてみても、どちらの管理態勢にも順応していない人が大部分で、自分では順応しているつもりで働いていても、からだのほうは順応していない人が多かった。

アメリカ空軍で操縦室模型の中で、四時間働いて二時間休むという繰り返しで十六時間労働を課したところ、十五日間高度の実行力を保つことができたのは十一人中、たった二人だった。また、イギリスとアメリカの海軍で行なっている交替勤務制の歩哨(きびしい勤務で休憩なしで四時間以上は無理だといわれている)では、十二時間働いて十二時間休む場合と、八時間三交替制(八時間働いて八時間休む)をくらべた結果、十二時間働いて十二時間休むほうがすぐれていることがわかった。

こういう実験がある。まっ暗闇の洞窟に人間を入れる。外部と完全に遮断し、時計ももたせない。そうすると朝か昼か夜かがわからなくなる。被験者の最初の日のリズムはめちゃくちゃになる。ところが、四十八時間ぐらいたつと被験者は完全に二十四時間ちょっとのリズムで生活するようになる。もちろん、太陽も見えないし、音もしない。しかし、からだはサーカディアン・リズムに従って生活しているのだ。

呼吸、体温、味覚も時刻で変わる

サーカディアン・リズムは毎日決まったリズムを示すが、それが時刻によって刻々と変わるのである。呼吸、脈拍、尿、アミノ酸、ホルモン、ヘモグロビン（血色素）、血糖値、血圧など全部時刻によって変化する。体温は昼間は夜間にくらべて〇・五度高い。しかも昼間は右半分のほうが左半分より体温が高いが、夜になると逆になる。血圧も朝から夜中まで一定した血圧の人というのはいない。

おもしろい話がある。私たちは毎日呼吸をしているが、呼吸は右の鼻の穴で三時間呼吸すると、左の鼻の穴に交替する。三時間たつと今度は右の鼻の穴に交替する。しかも、二時間四十五分ぐらいたつと呼吸していない鼻の穴が充血する。

冬にカゼをひいて鼻がつまった場合、誰でも鼻の穴は二つあるから、通っているほうで、呼吸すればいいと思う。だが、実際には三時間交替になっているので、うまくいかない。そのうち「なおった」と思うのは、呼吸が左右交替したからなおったと思うわけだが、また三時間すると、つまっている鼻で呼吸するようになる。これもリズムである。

ケガをして痛いとか、カゼをひいて寒気がするとか、苦しいということがある。その場合、朝から晩まで苦しいとか痛いとかいうことはない。必ず、苦しくないとき、痛くないときがある。

病気の場合、朝のほうが熱が低く、午後から上がることが多い。結核の微熱などは決まって午後三時頃に上がる。しかし、病気によって発熱のパターンがちがうことがある。おもしろいのは、カゼの場合、朝ひいたときのほうが、夜ひいたときよりなおりが遅いという報告もある。

空腹も、一日中何も食べないからといって、朝から晩まで空腹を感じているわけではない。だいたい空腹を感じるのは四時間に一回ぐらいで、そのときに何も食べなくても、空腹感は遠ざかっていくのだという。だから、「断食」のようなこともできるのだといわれている。

味覚にもリズムがある。味覚がいちばん敏感なのは午前三時である。だからといって午前三時に起きて食べるのがいいとはいえない。逆にいちばん味覚が鈍感なのは午後五時から七時までとされている。「だから女房のつくった飯でも食える」というようなことはいわないが、これは一理あると思う。

つまり、人間は長い歴史のなかで「おいしいから食べる」のではなく、「食べないと死ぬから食べる」というのが生活の原則だったのではないだろうか。味覚が鋭敏だとなんでも食べるというわけにはいかない。おもしろいことに味覚が鈍感である夕方には、体内のグリコーゲンが減っているというのは実にうまくできている。

投与時刻によってちがう薬の効果

私たちにとって非常に重要だと思われることのひとつに、「薬は投与する時刻によって効果がちがう」という問題がある。アンフェタミン（覚醒剤のひとつで中枢神経と交感神経を興奮させる作用をもつ）の致死量をマウスに与えた場合、ある時刻に投与すると七七・六パーセントも死ぬのに、別の時刻では六〜七パーセントしか死ななかった。投与される時刻によって効果がちがうのである。

ハルバーグらの実験によると、麻酔に使うハローセンの標準量をマウスに十分間吸わせた。結果は五〜七六パーセントのマウスが死んだが、最も多く死んだグループは感受性の活動期の中頃に相当するものが多く、この時刻は他の毒性に対しては最も感受性が低い時刻であった。

麻酔の場合も、時刻によって感受性がちがうことは外科医や麻酔医の間でずいぶん前から気づかれていた。将来は、外科医の都合のいい時間に手術することはなくなり、患者にとって手術に適当な時刻という考え方が登場するだろう。

アルコールも時刻によって作用にちがいのあることは経験的に知っている人が多いだろう。アルコールは休息期に飲むべきものだが、午後十二時までに飲むべきだとされている。もちろん、活動期に飲むのはよくない。朝、酒を飲むと一日中仕事にならないという経験をした人は多いだろう。

アルコールを飲むと、眠くなる。酔って話をしている人の脳波をとると、本人は起きているのに脳波のリズムは、睡眠の状態を示している。しかし、本人は起きてちゃんとしゃべっているという不思議な状態である。このことから見て、昼や朝からアルコールを飲むというのは、昼間から眠っているということになる。

生体のリズムと関連して、ちょっと変わったところでは、一週間のうち、三日間は男としての生活をし、四日間は女として生活しているという人の報告もあり、こういう人はリズムがおかしくなっているのだという見方もある。

地球の歴史は四六億年といわれる。人類の歴史は立って歩くようになって、せいぜい一〇〇〇万年である。人類は新参ものである。それだけに太陽、月、引力、地磁気といったものの制約を受けている。それが時差ボケを生んだりしている。

不思議なことに、人間が生まれる時刻も、死ぬ時刻も、だいたい午後十一時から午前五時の間が多い。産科では夜中に生まれると厄介なので、注射して昼生まれるようにしているところもある。

私たちは、こういった自然との関連の強い現象に、人為的に手を加えないほうがいいのではないか、それが私のいちばん言いたいことである。

第4章　伝染病と人類の戦い

天然痘撲滅宣言から二十五年

WHO（世界保健機構）は一九八〇年五月、「地球上から天然痘を根絶した」と高らかに宣言した。ごく一部の研究機関に天然痘ウイルスが緊急時のために保存されているだけで、地球上から天然痘ウイルスは追放された。

このニュースを知ったとき、私は、人類が歴史とともに継続してきた伝染病との戦いは、やがて終わりを迎えることになるのだろうと思った。

一九八〇年といえば、抗生物質が開発されて約四十年の年月を経過しており、赤痢、疫痢《えきり》、肺炎、結核といった病気は完全に下火になっていた。しかし、天然痘のようにウイルスに起因する伝染病には抗生物質も効果がなく、わずかに「ワクチン」しか効果がなかった。天然痘が地球上から絶滅したのは、まさにワクチンの勝利であり、公衆衛生の勝利といってもいいだろう。WHOが鼻高々だったのも無理はない。

WHOの天然痘撲滅宣言から二十五年以上がたった。私たちの感じでは、それから伝染病は次々になくなっていくだろうと期待した。たしかに一九八〇年以降、地球上に天然痘は発生していない。しかし、天然痘以外に撲滅宣言された伝染病はない。むしろエボラ熱とかエイズとかといった伝染病が次々に登場して、とても伝染病がなくなるといった雰囲気にはならない。ある細菌学者はこの状態を「伝染病は去った。されど感染症は残った」と評した。たしかにそのとおりだったと思う。

感染症の問題はいくつかあるが、伝染病と人類の戦いという角度から見るかぎり、最も興味深いのは「マラリア」ではないかと思う。

戦争によってマラリアが地球規模に拡大

最も長い期間にわたって人類に影響を与えてきた伝染病はマラリアだろう。

六世紀と十四世紀にヨーロッパを襲ったペストのほうがドラスティックに見え、実際に都市の三分の二近くがペストにやられたケースもあったが、人類がペストにやられたのは、この二回だけともいえる。

これに対してマラリアは、人類の歴史とともに存在していたと考えられ、戦争の勝利にマラリアがかかわっていたと見られることも多い。現在でもマラリアはまだ解決していないばかりでなく、少なくとも世界で二億人がマラリアに悩まされている。キニーネをはじめ、いくつかの薬剤も登場したが、それに耐性をもった株が大流行するなどＷＨＯのマラリア根絶計画も現在は手詰まりの状態である。

マラリアは人類にとって最も手ごわい敵であり、しかも長い間の敵である。人類とマラリアとの戦いは単に「伝染病との戦いの縮図」であるだけでなく、伝染病に対する医学の方法論の戦いでもあったといえよう。

人類は何百万年も前に、立って歩くようになったが、マラリアは人類が樹上生活をしていたころからいたといわれている。人類発祥の地はアフリカ中部といわれているが、マラリアの発祥の地もそのあたりだとされている。ＨＩＶ（ヒト免疫不全ウイルス）も、何万年も前からこのあたりに存在していたのではないかという説もある。

マラリアというと赤道直下の国々の病気という印象が強い。温帯や寒帯にはマラリアはないと思っている人が多いが、日本にもマラリアは古くからかなりあったし、北欧のフィンランドで流行したこともある。

マラリアは、最初は局地的な病気だったと思われる。マラリア原虫は谷間の部落のようなところに局限されて、ハマダラ蚊と人間の間で生きつづけてきた。それが広くユーラシア大陸で猖獗《しょうけつ》を極めるようになったのは、人間たちが引き起こした戦争のためである。

軍隊が攻め込んだ地域にマラリアがいた場合、軍隊はマラリアに感染する。マラリアの原虫を体内にもった兵士が故郷に帰ると、その途中や郷里はマラリアに汚染されることになる。

一方、絶えずきれいな水が流れつづけていると、ハマダラ蚊は発生しない。戦争は国土を荒廃させる。洪水や河川の氾濫によって水たまりができて、ハマダラ蚊は繁殖する。戦争は二重にマラリア原虫を助けることになる。

西洋史の本を読むと、ローマ帝国滅亡の原因がいろいろと書いてあるが、多くの史家は三つの悪疫を原因として指摘している。天然痘、腺ペスト、マラリアである。天然痘と腺ペストは劇的に流行したと考えられるが、マラリアは持続的にローマ帝国に広がり、いわば「ボディ・ブロー」のように影響したものと見られる。「中世ヨーロッパの先進国のなかで、マラリアの洗礼を受けて『マラリア地帯』になっていたのは、ローマ帝国だけだった」とエドワード・ギボンは指摘している。

クラウズリー・トンプソンは『歴史を変えた昆虫たち』（思索社）のなかでペストとマラリアについて、「ペストはひょうが降るのにたとえられている。そのまんえんが過ぎ去るとすぐに新しい生命が再び栄えるようになった。これと対照的にマラリアは単に生命を絶やすだけでなく、つづいて起こる生命の復活まで阻止したのである」と書いている。

西ゴートも東ゴートもヴァンダルも、マラリアと戦いながら結局は滅ぼされていく。このフン族の移動自体がマラリアを避けるための移動だったという説もある。しかし結局、生き残ったのは比較的辺境の地であるガリアに建国したフランク王国だった。このフランク王国も八世紀のカール大帝の時代にはローマの制度を取り入れ、ローマの知識人が多数宮廷に集まった。これらのローマ人とともにマラリアの原虫も宮廷内に侵入、これらの人々は「ローマの友人」といわれた。

中世において、マラリアは「ローマ病」といってもよかったぐらいである。中世の終わりに登場してルネッサンス直前に死んだダンテの死因もマラリアで、ここで中世の幕は閉じられるのである。

新大陸からもたらされた特効薬キナ

大航海時代に入って、コロンブスがアメリカ大陸を発見し、ヨーロッパに梅毒《ばいどく》をもち込んだのはあまりにも有名だが、同時に「キナ」を見つけて欧州にもち帰ったのも、マラリアの歴史では重大事件だったといえよう。

キナはマラリアの特効薬ともいえるもので、インカ人がその効能を知っていて、熱病にも利用していた。キナがヨーロッパにもち込まれた時期を境に、マラリアの歴史は古代と近代に分けられるのが医学史の見解である。キナが登場する以前のマラリアは、結局は自然治癒《ちゆ》に頼る以外に方法がなかったため、キナの登場はまさに特効薬の出現であった。

キナはアカネ科の常緑喬木で、コロンビア、エクアドル、ペルー、ボリビアにまたがるアンデス山脈の東側の山麓で、海抜一二〇〇～三六〇〇メートルの高山を原産地とする。キナには多くの種類があるが、マラリアに効果のあるのは、アカキナノキなど四種類で、樹皮にはキニーネに代表される二十数種類のアルカロイドが含まれている。アカキナノキは高さ二〇メートルにも成長し、花は淡紅色で円錐花序、樹皮は赤い。

キナはインカ帝国の領土に多く自生し、インカ人たちは、かなり前からこれが熱病に効果があることを知っていて、部族の秘密とされていた。

インカ人はこのキナの樹皮を粉末にして飲んでいたといわれ、現在から見ても理にかなった服用をしていたということになる。ヨーロッパでキナの効用が高まると、当然のこととして、枯渇しはじめた。このため十九世紀になって、ヨーロッパの各国は植民地で栽培するようになる。

一八五四年、オランダがインドネシアのジャワで移植に成功した。その後、インド、ビルマ（ミャンマー）、セイロン（スリランカ）などでも栽培されて、第二次世界大戦前には世界のキナ皮の九〇パーセントがジャワで生産された。その後は中南米やアフリカでの生産が増加した。

キナの栽培は、標高一〇〇〇～二〇〇〇メートル、降雨量年間二五〇〇ミリ以上の熱帯地帯で行なわれ、成長のいいアカキナノキを台木とし、それにキニーネ含有量の最も多いボリビアキナノキを接木して栽培される。

ヨーロッパ各国がキナの獲得に狂奔《きょうほん》したのは、それなりの理由がある。十六世紀からの二世紀間にマラリアは閉じ込められていたイタリアから欧州全域に広がった。一五五七年から五八年にかけて最初の流行があり、一六〇二年には四万人が死亡。イングランドでは一五五七年と六〇年に大流行があった。この時期は絶えず戦争が行なわれていたうえに、海外貿易も盛んになりつつあった時期で、当然のこととしてキナは引っ張りダコだった。

これだけ医学史上画期的な薬剤でも妨害はあった。当時、マルチン・ルターが登場し、プロテスタントが勢いづいていたが、スペインはローマに次ぐカトリックの牙城だった。キナを輸入してヨーロッパに広まると、それだけカトリックの国、スペインの国庫をうるおすという理由で、キナに反対するプロテスタントの国もあった。

一方、医師のなかには、キナは特効性があるので治療期間が短くなるため収入減になるとして反対する医師もいた。キナを医薬品として認めないという風潮が医学界にあったのは注目される。当時の医学の基本的な考え方はガレノスの唱えた体液説や排泄説に基づいていた。

ガレノスは一五〇〇年前のローマの医学の泰斗《たいと》で「発熱は腐敗した体液によって起きるので、その体液を排泄しないかぎり解熱作用があらわれるはずがない」としていたわけである。

キナの効用は、体液も排泄もなしに解熱するので、ガレノスの学説を信奉する当時の大部分の医師はキナを認めるわけにいかなかった。あたかも「地球はまるい」と主張したガリレオの説が異端とされたのと酷似している。

しかし、キナを認めていた医師もいる。イタリアの医師ラマッチーニ（一六三三〜一七一四）は「キナの出現は鉄砲の出現が戦争に与えた影響と似ている」と指摘しているが、きわめて正当な評価といえるだろう。

ハマダラ蚊の絶滅は不可能

キナの出現は、単にキナの輸入だけに終わらなかった。ユソウボクやサルトリイバラ属の植物なども新大陸から輸入され、ユソウボクやコロンブスがもち帰った梅毒（ヨーロッパでは十六世紀に猛威をふるう）の治療薬として使われ、さらに十七世紀の後半にはブラジルの原住民の間でアミーバ赤痢に効くとして使われていた吐根《とこん》（アカネ科の小低木）も輸入され、広く使われるようになった。

キナの効力は、こうして世界中で認知されるようになるが、生薬のように天然産を期待しているだけでは需要に追いつかない。

第二次世界大戦のときには、戦場が拡大して赤道直下のマラリアの多い地域で温帯出身の兵士が戦ったということもあり、合成剤としてのマラリア剤が生産された。こちらの合成剤は効果もあったため、一時はキナの消費量が減ったこともあった。しかし、新しくつくられた合成剤は副作用も強いということがあり、とくにクロロキンは網膜症を起こすことが問題になった。さらに最近のマラリア原虫はクロロキンに耐性をもっているのもあらわれ、再びキナが見なおされている。

マラリアには熱帯熱、三日熱、四日熱、卵形熱の四種類があるが、死亡例のほとんどは熱帯熱マラリアである。発熱があって五日すぎると急に意識障害、腎不全、黄疸《おうだん》などが起き、病状が悪化して死ぬこともある。末期には、全身性血管内凝固症候群を起こして出血がひどくなる。この熱帯熱マラリアの原虫は四十八時間ごとに分裂を繰り返して人体の中で無制限に増殖するので、このような強烈な症状をあらわすわけである。

残りの三種類のマラリアは感染赤血球を選《え》り好みするので、一定以上増殖しないが、肝細胞内に二次性赤外型原虫として長く残り、再発する。四日熱マラリア原虫は感染後、三十六年間も潜在した記録があるし、三日熱マラリアと卵形熱マラリアは約三年間再発を起こすというように厄介な病気である。

マラリア原虫→ハマダラ蚊→人間という感染経路を断つのがいいという考え方で、ハマダラ蚊をDDTなどによって絶滅することが考えられ、WHOなどでも実施していた。しかし、世界中のハマダラ蚊を絶滅するのは気の遠くなるような話で、実際には不可能だろう。ハマダラ蚊だって懸命に生きているわけで、おそらくDDTに耐性をもったハマダラ蚊が出現しているだろう。

鎌形赤血球症の人はマラリアにならない

このようにマラリア原虫と人間との戦いは、依然として勝負がつかないといったほうがいいだろう。つまり、医学は勝利をおさめていないといえる。ところが、自然のなかで、まったくちがった形でマラリアの問題を解決しようという試みが徐々に進行している。これは医学でも公衆衛生でもない、不思議な現象ともいえる。

「鎌形赤血球症」という病気がある。私たちの赤血球は、ふつう楕円形をしているが、その赤血球が鎌の形をしているのである。この鎌形赤血球症は悪性貧血を起こして死ぬことが多い。本来、こういう病気は自然淘汰によって少なくなっていくものだが、この鎌形赤血球症の人は地球上、とくに赤道直下の国々に多い。

たとえば、アフリカのザイールでは人口の三十数パーセントがこの鎌形赤血球症だし、地中海沿岸のトルコ、ギリシャ、アフリカ北西部、アラビア半島南部、パキスタン、インド、バングラデシュの各南部にもかなり分布している。アメリカの黒人の八パーセントは鎌形赤血球症である。

この鎌形赤血球症の分布は一九三〇年代に調査したマラリアの分布図と非常によく似ている。マラリアの原虫は、実は鎌形赤血球のなかでは生きられない、つまり鎌形赤血球の人はマラリアにはならないわけである。

これらのマラリアの多い地域の人は何百年か前に、マラリアで若死にするか、鎌形赤血球で貧血に悩むか、生物としての選択を迫られた時期があった。そのとき鎌形赤血球を選択した人たちの子孫がかなりいるということなのである。

鎌形赤血球症を医学的に見ると、赤血球の中のヘモグロビンという分子に異常が起こる病気である。ヘモグロビンはαとβというサブユニット（補助単位）が二つずつ計四つあって、この四つの大きなタンパク分子が組み合わされてできている。しかも、まったく対称的に組み合わされてできているが、このαは一四一個のアミノ酸、βは一四六個のアミノ酸からできている。その各々の中心に鉄を含む色素（ヘム）をもっている。このヘムが赤いので血は赤く見える。

このアミノ酸のひとつでも変わると、それだけで奇妙な病気が起こる。鎌形赤血球の場合は、βのほうのひとつのアミノ酸、グルタミン酸というアミノ酸がバレンに変わっているわけである。この発見は、正常のヘモグロビンAにくらべて異常ヘモグロビンS（鎌形赤血球）になっている人が、アメリカの黒人の八パーセントもあったというところからスタートしている。

そこでアメリカの黒人の先祖が住んでいたアフリカ地方を調べたら、鎌形赤血球の人がたくさん発見された。おそらく、太古からアフリカに住んでいる人のなかで、誰か一人か二人（たぶん最初は一人だったろう）にグルタミン酸がバレン酸に変わるような突然変異が起き、その素因をもっている親戚間で結婚が行なわれ、だんだんと数がふえていったと思われる。

本来は、こういった鎌形赤血球の人は、自然淘汰されるはずなのに、どうして残っていったのだろうか。それは、次のように説明されている。

マラリアの多発する地域（赤道直下の国々など）では、①正常なヘモグロビンだけをもった人、②ヘモグロビンS（鎌形赤血球）しかもっていない人、③正常なヘモグロビンとヘモグロビンSとをもった両親から生まれた子どもで、正常と異常を半々にもっている人の三つのタイプに分けられる。

この①のタイプの人は、マラリアにかかりやすい。②のタイプの人はマラリアにはならないが、貧血で若い年齢で死んでしまうことが多い。しかし③のタイプの人は、貧血にはなっても臨床症状が出ないし、マラリアには強い抵抗力をもっている。この③のタイプの人たちの子孫が生き残ったと考えられる。マラリアの多発地帯のザイールでは、さきにも説明したように三分の一以上（三十数パーセント）が鎌形赤血球であるということは、それだけマラリアに強い人たちが多いということにもなる。

一種の「自然の力」ともいえる現象で、これはいかにもすごい。結果としては人類をマラリアから守るうまい方法ではあるが、別の見方をすると、③のタイプの人々をつくるために、①や②の人々を犠牲にしている。これがきびしい「自然」というものなのかもしれない。

もし医学が人為的に鎌形赤血球の人々をつくろうとしたら、おそらく「ヒューマニズム」の見地から否定されるにちがいない。しかし、自然の力というのは、少々の犠牲はかえりみることなく、いわば小異を捨てて大同につく傾向がある。

科学が人類に危害を加えるとき

私たちの住んでいる人間の社会では一人の生命が何よりも尊重される。「人命は地球より重い」という人さえいる。これはかなりの誇張だろうが、十人の人たちの生命を救うために三人が犠牲になるということは許されない。しかし、人類全体から見ると、鎌形赤血球の考え方は、あるいは正しいのかもしれない。

私が感じることは、私たちが絶対に正しいと信じていた「科学」が、実は人類に最も大きな危害を加えようとしているのではないかということである。

まだ正しいかどうかはわからないということで先送りされようとしている「環境ホルモン」のようなものが、あるいは人類に決定的な打撃を与えるようになるかもしれない。ここで原子爆弾の話を出すのは唐突だが、戦後、原爆が一度も戦争に使われなかったということのほうが「奇蹟」なのかもしれない。原爆も、見方によれば「科学の勝利」なのだから。

少し極端を承知でいえば、これから人類は破滅の方向に進んでいくのではないかと私は思っている。人類は自分たちが開発した科学によって、自分の首を絞めるようになっていくのではないかと思う。そのときに、何が重要かといえば、あらゆる手段を使って、人類の絶滅を防ぐということではないかと思う。

この鎌形赤血球のような考え方を採用せざるをえないことがそのときに起きるのかもしれない。いや、ヒューマニズムが金科玉条で、そういうことをしなければ人類が生き残れないのなら、人類絶滅を甘んじて受けるのもしかたがないという人もいるかもしれない。いずれにしても、鎌形赤血球は強烈な「教訓」なのではないだろうか。

第2部

日本の医療行政

第5章　健康についての関心と誤解

結核検診を下敷きにした日本の健康政策

日本は名実ともに「平和国家」である。昭和二十年の終戦以後、半世紀にわたって戦争をしていない。それればかりか、憲法で交戦権を放棄している。

戦争や紛争のない国では、国民の関心は「健康」に向かうというのは、ある種の「現象」なのかもしれない。逆にいうと、戦乱の国では健康が云々されることはないといえる。

私は昭和ひとケタ族なので、戦争中は旧制中学の生徒だった。その頃を思い返してみて、健康に対する意識はまったくなかった。連日のように学徒動員で工場で働かされ、連日のように空襲に悩まされ、せいぜい思ったことは「命あっての物種《ものだね》」という感覚ぐらいだった。ひたすら戦争遂行に向かって毎日クタクタになるぐらい働かされ、夜はやっと眠れると思うと空襲で起こされる。よくこれで生きていると思うような毎日だった。もちろん、戦地の最前線に行かされた兵士たちは、私たちとは比べものにならないぐらいたいへんな毎日だったにちがいない。

やっと終戦になって戦争の恐怖からは解放され、空襲はなくなった。しかし、食うや食わずの生活は戦後の何年間かつづいた。とくに都市部の食生活はひどかった。こういう生活では、戦時中と同じように健康への関心どころではなかった。人々はその日の糧を得るのに精一杯だった。ただ、アメリカの占領軍がＤＤＴを頭から振りかけて伝染病予防活動をしているのを見て、少し戦時中とは変わったのかなと思ったぐらいである。

健康への関心が起こる前に、人々は病気から救われたいと思うようになった。戦時中から戦後にかけて、恐怖の的は「結核」だった。日本では結核検診というのは昭和に入ってから、学校を中心に行なわれていた。戦時中には富国強兵という見地から積極的に実施された。これは広い意味では健康政策だったといえないこともないかもしれないが、やはり「強い兵隊をつくる」ことに主眼があったというべきだろう。

ただ、その後の日本で行なわれる健康政策の根本を流れる思想や実践は、この結核検診を下敷きにしたものであり、歯に衣を着せずにいえば、戦後の公衆衛生の施策の大半は、結核検診の域を出ていなかったと思う。

それよりも、戦後のわれわれを驚かせたのは、チャーチルの肺炎を一発でなおしたといわれるペニシリンと、そのあとに登場した結核の特効薬ストレプトマイシン（ストマイ）だった。そしていい意味でも悪い意味でも日本の公衆衛生の原点になった、結核の死亡率が昭和二十年代の後半から下がりはじめ、それから十年の間に死亡原因順位がトップから十位以下に急激に下がっていった。まさにこのことが、「健康」への関心をもたせたと思う。

ただ、日本で結核や肺炎死が激減した昭和二十年代後半から昭和三十年代前半にかけては、病気の全体像が変化したときでもある。つまり、伝染性疾患から慢性疾患に移行していった時期である。

結核死亡率急減の理由は栄養改善

一九六〇年（昭和三十五年）に私ははじめて欧米に行ったが、そのとき訪問したロックフェラー研究所のルネ・デュボス博士からこう聞かれた。

「君たちは日本の結核死亡率が急激に下がった原因は何だと思うか」

私たち一行七人は口々に、ストマイの威力やＢＣＧの効用などを原因としてあげた。

しかしデュボス博士はこう言った。「たぶんそう言うと思ったが、すべての原因ではない。個人としてはストマイで一命を取りとめた人もいるかもしれないが、民族としてはそうではない。いちばんの理由は、栄養の改善である」

私はなるほどと思っただけでなく、デュボス博士のように結核のデュボス培地を発見し抗生物質の開発にも寄与した人がこう言うのを聞いて感心した。

私は帰国後、結核予防会の山口正義理事長に、後に島尾忠男理事らに、この話をした。みんな怪訝《けげん》な顔をしていたが、調べた結果、デュボス博士の言うとおりだとの結論に達したという。日本人の栄養が改善されたことによって結核菌への抵抗力ができた結果、結核にやられなくなったというのは非常におもしろい。

これは将来、かつて結核にやられて、なんとか克服した人（そういう人がいまの長寿者には多い）が老人になって体力が消耗、低下したときに、かつての結核菌（それはおそらく体内のどこかで息をひそめて生きているのではないか）が再び盛り返すことがあるかどうかという問題とも関連してくる。

また、特効薬（ストマイ、パス、ヒドラジッドなど）のすべてに対して耐性をもっている結核菌が登場して大問題となっているが、これとともに、栄養と結核との関連はおおいに研究すべきではないだろうか。これは結核だけの問題ではないと思う。

人が健康に関心をもつためには、実は所得の向上のようなものが背景になければならない。こういったら叱られるかもしれないが、開発途上国では、結核とかエイズとか特定疾患への関心の高い国はあるが、総じていえば健康への関心はほとんどないといってもいい。関心があるのは、その国の一部の富裕層にすぎない。

しかし、日本だってかつては貧乏国で健康への関心はなかった。よくいわれるたとえ話だが、着飾った娘さんが山の中を歩いている。そこへザァーと雨が降ってきた。誰も見ている人がいない山の中である。娘さんは着物を脱いで風呂敷に入れてかかえ込んで家の方に一目散で走っていく。身体は雨にぬれても風呂に入ればきれいになるが、着物は雨にぬれると買いかえることはできないからだという。貧乏とはこういうもので、とても健康優先にはならないというわけである。

ガン検診イコール健康政策という誤解

日本で厚生省（現厚生労働省）が健康への政策を具体的にはじめたのは昭和四十年代からだ。それまでは一部の病院や県が、ガン検診や成人病検診を実施していたが、国がはっきりとした形で全国的に実施するようになったのは「老人保健法」の成立（昭和五十七年）以降であろう。老人保健法では希望する人は年一回、市町村の実施する検診（一般診査、ガン検診）を受診することができるとうたっている。

日本の健康政策が、結核の延長としてガン検診を主流にしたのはやむをえない面があるのはよくわかるが、これが日本の健康政策を実施できなかった遠因にもなっていると思う。

子宮ガンや胃ガンの検診が行なわれるようになったのは宮城県や岡山県が早く、病院では、長野県の佐久病院も早くから積極的に展開した。このことはきわめて前向きのことで、パイオニアとして評価も高い。ただ、これらのところで行なわれたガン検診の手法は、ほとんど戦前の結核の集団検診と軌を一にしたものであった。

当時の公衆衛生の学者や実践者には、戦時中に結核の集団検診の指導者や実践者だった人が多く、これらの人たちは、集団検診が日本の結核を撲滅したと信じていた。その誤謬《ごびゅう》はさきに指摘したとおりだが、ガンの検診もまた結核の集団検診を下敷きにしたものだった。

ところが、一九九八年（平成十年）に公衆衛生審議会は、ガン検診のなかでも子宮体ガン、肺ガン、乳ガンは、現在の検診では実施してもしなくてもガンの発見率は変わらないと指摘している（胃ガンや子宮ガンは日本の場合、検診技術のレベルも高く、効果があるとも指摘している）。

この手法で問題なのは、ガン検診イコール健康政策という誤った概念を国民に与えた面があることである。私が言いたいのは、健康政策とガン検診は、本来ちがうものだということである。日本ではガン検診（あるいはこれに一般健診を加えた成人病検診）を受ければ、こと健康については終わりという考え方を定着させてしまった。

健康というのは健診を受ければ終わりというものではない。健康を考えるうえで、健診はその一部だという考え方を、厚生労働省はついに打ち出すことができなかった。

きびしすぎる健康の定義

ＷＨＯ（世界保健機構）では「健康とは病気でないということだけではない。なにごとに対しても前向きの姿勢で取り組めるような精神、肉体、および社会的適応状態」と規定している。社会的適応状態というのは、犯罪をおかしたり反社会的行動をするのはダメだというわけである。

私はこの規定は厳格すぎると思う。実際に毎日、このような状態の人はどれだけいるだろうか。たとえば、この規定でいえば、慢性疾患といわれる高血圧や糖尿病になった人はその日から死ぬまで健康な日は一日もないということになる。それはあんまりだと思う。私はガンの末期になっても、日によっては「今日は快適だ」と思う日もあると思う。その日は「健康」に近いのではないかと考える。

かつて、私はＷＨＯの幹部に「ＷＨＯの健康の規定どおりに健康状態で出社している職員はどれぐらいいるか」と聞いたことがあるが、答えは「さあ、どうでしょう。一〇パーセントいますかね」というものだった。ＷＨＯでもこの規定はシビアすぎると思っているようだ。日本の医師には、健康についての確固とした考えがないようだ。私たちが医師を訪れたさい、特定の疾病についての注意事項は別として、一般に健康について医師が患者に言うことは決まっている。①酒を飲みすぎるな ②タバコは吸うな ③食べすぎるな ④塩分をとりす

ぎるな ⑤運動せよ、との五点である。これ以外のことを患者に言うことはまずない。

これはまちがいではない。たしかに正しい。イギリスの調査によると、毎日の生活で次の七つを全部守っている人と、ひとつも守っていない人の寿命の差は、統計的に十年以上の開きがあるという。その七つは——。

①毎日七時間眠る。
②朝・昼・晩と時刻を正確に食事する。
③朝食をきっちり食べる。
④タバコは吸わない。
⑤アルコールは飲んでも、いつでもやめられる。「もう一杯」といわない。
⑥標準体重にコントロールして、太りすぎない。
⑦週に二回、何か適当な運動をしているか、あるいは毎日四キロ歩くか。

これもおそらく正しいのだろうと思う。しかし、このような調査は基本的に厄介な問題を抱えている。それを次に説明しよう。

健康管理はむしろ健康に有害？

長野県は、一人当たりの老人医療費が全国で最も低く、全国平均より約一五万円安い（平成十五年度老人医療事業年報）。しかも長野県の平均寿命は男性は日本一長く、女性は第三位である（平成十二年都道府県別生命表）。もしも全国の各県の老人医療費が長野県なみになれば、二兆数千億円の節約になる。

それでいて長野県は百歳老人は決して多くない。全国で二二位だから全国平均なみである。ということは、長野県民はそこそこに長生きするが、生きている間は健康で、その割には早く死ぬということになっている。これをＰＰＫ（ピン、ピン、コロリ）と呼んでいるが、ある意味では生き方としては理想かもしれない。

ところで、この長野県民や八十～八十五歳の元気老人の生活を調べてみると、不思議なことに、貝原益軒《かいばらえきけん》以来いわれてきたような生活をしている。だが、これがむずかしいのは「現在元気な老人たちは、こういう生活をしてきた」ということはいえても、「こういう生活をしたら元気で長生きできる」とはいえないということである。健康問題のほんとうのむずかしさは、ここにあると私は思う。

こんな話がある。「フィンランド症候群」というちょっと耳馴れない現象の話だ。フィンランド保健局は四十歳から四十五歳の上級管理職約六〇〇人を選び、彼らに定期健診、栄養学的チェック、運動、タバコ、アルコール、砂糖、塩の摂取の抑制に従うことを承諾させ、これを十五年間実施した。

一方、この結果を明確にするために、同じ上級管理職に属する六百人のグループを対象群に選んで、こちらのグループには目的を説明せず、ただ定期的に健康調査票に記入することだけを依頼した。この程度の規模で実験を行なうと、両グループにそれぞれ存在する遺伝的要素の差は無視できるということも勘案されていた。

こうして実験は十五年間つづけられた。ところが、この結果は、これまでの医学の常識をくつがえすものだった。心臓血管系の病気、高血圧、ガン、各種の死亡、自殺のいずれの数も健康管理をされていない対象群のほうが成績が良かった。

驚いた医師たちはこの結果の公表を差し控えた。しかし、一九九一年十二月号の『ヌーヴェル・オプセルヴァトゥール』というフランスの週刊誌にこの内容がスクープされて、フィンランドで大さわぎになった。

公表しなかったことの是非についてはともかく、なぜ、これまでの健康管理の鉄則ともいえるものが、有害な結果としてあらわれたのだろうか。フィンランドはもちろんのこと、ヨーロッパのいくつかの国でも興味をもって検討した。

そのひとつの理由としてあげられたのは、いつも生活に干渉されるということが一種のストレスになるというものだった。ストレスは人間のもっているホメオスタシス（恒常性）を低下させる。それが健康によくない結果を与えていたのではないかという見方である。

もう一点は、人間は自由に生活することによって生体としての抵抗力をもつ。きっちりと管理されていると、その範囲でしか免疫力をもてなくなるのではないかということだ。免疫力や抵抗力の低下、自分は健康な生活をしているという一種の依存心が、かえって不健康になるのではないかと見られた。

「人は環境との戦いに敗れたときに病気になる」

これは、さきに登場したR・デュボス博士の指摘であるが、徹底した管理は純系マウスに似ていて、弱い生物になるという見方もある。

フィンランド症候群の話は、健康管理というのは、もっと精神的な面を考えねばならないということを示しているように思う。

また、精神面の健康管理というのは個人差も大きい。だから、健康管理というのは、個の医学を基本にしなければならない。

健康管理の問題で、私がかねがね疑問に思っているのは「健康増進」という考え方である。厚生労働省もこの言葉を使っているが、元来健康を増進させることはできるのだろうか。「より健康になる」というのはいったいどういうことなのだろうか。健康を守るということはあるが、増進するというのは意味のない話ではないかと思う。

最後にひとこと付け加えると、健康にとって、いい生活というのは、努力を必要とする。やりたい放題で健康にいいということはない。しかし、そういう生活は本人にとって苦痛である。たとえば、タバコやアルコールをやめるということはよほどの決心を必要とする。単なる〝おどし〟くらいではやめられないだろう。それをどうやってやめさせるかのノウハウの研究はあまり行なわれていない。

健康管理も、もっと幅広い面からの発想が要求される時代が来ている。ガン検診一辺倒では時代遅れである。

第6章　少子化をどう考えるか

日本人は五百年後にゼロになる

私は職業柄、いろいろな統計資料の類いを見るが、近年で最も驚いたのは旧人口問題研究所の行なった日本人の人口の未来予測である。現在の日本人の人口は一億二〇〇〇万人だが、これが二〇五〇年には一億人となり、二一〇〇年には六七三〇万人になるという。そして驚くべきことに五百年後には日本人はゼロになる。日本人もトキのようなものではないかというわけである。

五百年後には日本列島に誰も住んでいないかというとそうではない。中国人をはじめ東南アジア各国の人々が来て住んでいるだろう。人間は住んでいるが、それは日本人ではない。ちょっと寒気のするような話だが、ヘタをすると、こういうことになりかねないという。

「少子・高齢化社会」という。たしかにこれからの日本は少子・高齢化になる。それは疑う余地のないことである。この場合、問題は高齢化にあるのではなく、少子化にある。高齢化はいくら進んでも、それに見合う若い人たちが生まれれば、何の不安もない。いまの日本で最も恐ろしいのは少子化、つまり子どもがあまり生まれない社会である。こういう社会が衰退の一途をたどることは、歴史が証明している。

人口というのは、一定のレベルを超えて減ると、それを押しとどめて再び出産がふえる方向に戻すことは容易ではない。かつて栄華を誇った民族が滅亡の道を歩むのは、結局は若い人たちの数が減るためである。

この予測には、当然のことながら前提数字がある。この予測の前提数字は、二つある。ひとつは二〇〇〇年までの経済成長率を一・七五パーセントとし、二〇〇〇年以降を一・五パーセントとする。もう一点は、合計特殊出生率（一組の夫婦が一生の間に生む子どもの数）を二〇〇〇年までは一・三八、二〇〇〇年以降を一・六一とするとしている。

実際にはどうだろう。二〇〇四年の合計特殊出生率は一・二九にまで落ちている。予測が前提とした経済成長率も合計特殊出生率も「希望的数字」だったわけだ。その希望的数字でも、五百年後には日本人はゼロになるというのだから、これは恐怖の数字である。

深刻なのは高齢化よりも少子化

私のように昭和ひとケタ生まれには、小さいときから終戦にかけては「生めよ、ふやせよ」で、どこの家でも少なくとも三人ぐらいの子どもがいたし、四人以上の子どものいる家もめずらしくなかった。

ところが、戦後は一転して「受胎調節」の時代になった。人口を減らすことが国民の幸福につながるとされ「貧乏人の子だくさん」というのが警告じみて宣伝された。私たちも、それを頭から信じていた。日本人の人口を減らすことこそ幸福につながり、子どもが少ないことが女性にとっても幸福だと教えられた。だから私たち昭和ひとケタ生まれの家庭には、せいぜい子どもは二人ぐらいしかいない。

「少子・高齢化」といわれるようになり、激増する高齢者を少子で養うのはたいへんだということが強調されはじめたのは、せいぜい一九九〇年代に入ってからである。もちろん、一部の人たちは以前からこの問題に気づいていたのだろう。しかし、高齢化の問題はいろいろといわれていたものの、少子化についてはジャーナリズムの話題になることはなかった。

人口がふえると出産制限をし、それが行きすぎて少子化になると、今度は人口減を避ける方法はないかと考えるのは、どこの国でもたどる運命なのかもしれない。

たとえば、中国は十億人以上の人口を抱えて、経済力もそう強くなかった時代に「一人っ子運動」を展開した。それはそれで成功したと思われるが、現在は高齢の人たちばかりがふえ、若年労働者が減って、老人を支える構造にゆがみがきている。しかも、この高齢化、少子化ともにテンポが速いのも、中国、日本ともに同じである。

そして、いったん少子化の方向を歩みはじめると、人口は徐々に減っていって、やがて滅亡の方向を歩みはじめる。これは動物も民族も似ていて、人口はなかなか復元しない。鳥類のトキや一部の少数民族のような例が多い。

最近では、一度下がった出生率を再度元に戻したが、また低下しているというスウェーデンの例がある。私が一九九八年六月にスウェーデンでこの問題を取材したので、報告しよう。

出生率が失業率によって決まるスウェーデン

スウェーデンの合計特殊出生率は、一九六〇年代半ばまでは二・〇を超える水準で終始していたが、一九六〇年代後半から七〇年代にかけて徐々に低下、七八年には一・六〇、八三年には一・六一を記録。この出生率の低下を背景に、後述するような育児支援対策や出産対策、育児休業対策等が展開された。

そして、一九八〇年代半ばから九〇年代にかけて合計特殊出生率は上昇。一九八九年から九三年にかけて二・〇以上の水準を示し、ピーク時の一九九〇年には二・一四を記録した。

しかし、一九九四年に合計特殊出生率は二・〇を切り、その後も低下傾向で一九九五年は一・七四、一九九六年には一・六一まで下がっている。

つまり、合計特殊出生率は一九六〇年代後半から下がりはじめ、一・六〇ぐらいになったが八〇年代半ばから九〇年代にかけて回復し、一時は二・一四にまで上昇。しかし現在は再び一・六あたりの低い水準を推移している。いったん下がった後、一時は上昇したが、また現在は下がっているというややこしい状況である。

この合計特殊出生率を、政策との関連で見てみよう。

いったん下がった一九六〇年代の後半から各種の施策が展開された。保育サービス（一歳から十二歳までの児童の両親が働いている場合、保育の場を国が保障する）、両親保険制度（妊婦手当、両親手当、一時的両親手当の支給）、児童手当（一律に第一子から支給し、年間九〇〇〇クローネ、第三子以降の子どもには二四〇〇〜九〇〇〇クローネ加算）が行なわれた。それぞれの細かい点は省略するが、経済的にはかなり思い切った施策だといえよう。

しかし、スウェーデン社会省は、「子どもや妊産婦への補助金によって出生率が向上するのではない」と見ている。社会省児童局のヘッドをしているソーレン氏は、「現代のスウェーデン社会で、出生率を左右しているのは実は失業率である」と言う。

たとえば、失業して働けなくなると、子どもを産まなくなる。低い教育レベルの人ほど子どもを産んでいない。高学歴の人は職場もあるので、安心して子どもを産むのだと、ソーレン氏は説明する。

スウェーデンの場合、日本のように大学生は若者だけというようにはなっていない。社会人になって何年か勤めたあと、再び大学に行って勉強するというケースも多い。だから、学歴は一生かかって築いていくという形になっている。

スウェーデン経済が悪化して失業率がふえると、出産が減るということははっきりしている。スウェーデンの失業率は現在五・五パーセント（二〇〇四年）だが、政府はかねてからこれを四パーセントにしたいとしている。四パーセントになれば、合計特殊出生率も二・〇に近づくだろうと見ている。

日本では、こういう見方をする人は少ない。もちろん、日本とスウェーデンは本質的にちがうから当然かもしれない。日本ではむしろ高学歴の人ほど出産数は少ないという傾向があるのではないかと思う。

これには、スウェーデンが何十年にもわたって女性が外で働くことが可能になるような政策をとってきたということもある。北欧の四国（スウェーデン、ノルウェー、デンマーク、フィンランド）はいずれも社会保障が完備されている。そもそも女性が働くようになり、それを支持するための施策をしているうちに各国とも社会保障が完備したというのが真相らしい。政府にしても、女性が働けば、それだけ収入がふえ、国は所得税も取れるという関係もあって、少しぐらいの社会保障への投資は安いものだという考え方もあった。

だから、出生率の低下というのは、失業率の増加とダイレクトに関係するのだと考えるわけである。ほんとうにそうなのかどうか、私もよくわからない。しかし、スウェーデン政府の統計局の数字を見るかぎり、経済状態が悪くなって失業率が高くなると少子化の傾向になっているのも事実である。

もっとも、スウェーデンの場合、これまで失業の予防策としてコミューン（市町村）がヘルパーなどを公務員として採用するということをやってきたが、エーデル改革（一九九二年）以降は、社会保障費の再編があって、これもできなくなったために失業率が上がっているというのが実態のようである。端的にいうと、社会保障による財政赤字を減らすためには、自治体が住民を採用するという失業救済方法はストップしなければならず、それを放置するとEU加盟との関連で問題が出てくるという「痛しかゆし」の状態である。

ともあれ、スウェーデンのように少子化の原因を失業だけに求めるという点で識者の意見がほぼ一致しているのは、一種の「進歩」なのかもしれないとも思う。

働くことに喜びを見出した女性たち

現在の日本の少子化はどう考えるべきなのだろうか。私は、スウェーデンとはちがうと思う。日本の少子化は、スウェーデンでいえば一九六〇年代に匹敵するのではないか。

いまの日本は、ようやく女性の地位が少し向上したという段階である。まだ建前が中心とはいえ、社会での男女同権が確立しつつある。そして何よりも変わったのは、女性が働くことに喜びを見出したということである。

少し極端にいえば、結婚して亭主の守《もり》をして子どもを育てるよりは、社会に出て働いたほうがずっとおもしろいと感じる新しいタイプの女性がふえたということなのである。少なくとも結婚適齢期を仕事によって逃がすことぐらいなんでもないと考える女性がふえたということである。これは当然のこととして晩婚化を招く。

第一子の生まれる年齢が遅れると、それだけ合計特殊出生率が落ちるのは当然のことであり、これは世界的傾向である。戦前のように、十八歳ぐらいで第一子を産むと、第二子、第三子を産んでもまだ二十五歳にもならなかった。しかし、いまは第一子を産むのは二十五歳以降である。それでも子どもを産む人はまだ合計特殊出生率に貢献していることになる。仕事のほうがずっと楽しいからということで、一生独身という人もふえているのが実情なのだ。

かつての日本では、一家に少なくとも三人程度の子どもはいた。しかし日本の場合、いまは子育てにカネがかかりすぎるのである。幼稚園に入るための「予備校」があって、ここに入るのが競争激甚などという国が先進国のなかにあるだろうか。バカげた話だが、これを一笑に付せないところが日本にはあるように思う。

日本もまず、一九六〇年代からずっといろいろとやってきた政策、つまり働いていても子どもを産んで育てることができる環境づくりを完備する必要がある。保育所の問題からはじまって、育児休暇（夫もとれるようにする）、それに育児手当などを十分に整えねばならない。

国策で「生めよ、ふやせよ」は逆効果

非常に重要なことは、人口の調節のようなことは、国が音頭をとってやれるようなものではない。これは人口をふやすことも減らすことも同様である。

日本で戦後行なわれた受胎調節の運動も、運動をした人たちは自分たちの功績によって受胎調節に成功したと主張していたが、全国各地の保健所や公民館で行なわれた受胎調節講習会が効果があったとは思えない。この講習会では避妊のノウハウは教えたかもしれないが、国民の一人ひとりが受胎調節をして、出産数を抑えないと食糧難になるといったような考え方はもたなかったと思う。

多分に私の想像も入るが、当時は今では考えられないような食糧難だったうえに生活が苦しく、子どもを産んでも十分に教育をつけて育てられないと考えた人が多かったのだと思う。

受胎調節の指導には、戦争中の「生めよ、ふやせよ」への反発もあり、国は勝手ではないかとの反感をもった人も多かったのではないか。なにしろ、終戦直後の国民は国策という言葉にアレルギーをもっていたともいえる。

こうした点からもわかるように、いまの少子化を解決するためには、国が音頭をとって少子化の解消を国民に訴えかけるような愚かなことをしても、ほとんど効果はないだろう。なにしろ政治家や官庁への信用は、この数年でガタ落ちになっている。国が音頭をとれば、できるものでもできなくなると思う。

国は静かにやるべきこと、つまり保育所の増設、児童手当の増額、育児休暇の延長、企業内での男女同権の確立、セクハラの解消といったことに対して行政的に手を打ち、そして女性が働きやすい社会、子どもを産んでも働ける社会の実現に努力して、じっと出生率の向上を待つべきである。

国や厚生労働省が積極的にテレビなどを使って広告を出して出生率の向上を訴えるのはむしろ逆効果だと思う。国は子どもを産みやすい環境整備に努力することに徹すべきであろう。それ以外に、いい方法はないのではないかと思う。

環境ホルモンと精子減少の関係は？

少子化の議論をはじめると、必ず行き着く先のひとつが「環境ホルモン」の問題、そしてもうひとつが「精子減少」である。

この二つは相互に関連があるのかもしれないし、ないのかもしれない。ごく単純に考えると、少子化の原因は、社会構造的な面と科学の進歩と考えられるものの影響との「複合」ではないかと見られる。

しかし、私が知っている環境ホルモンに関係する人たちが異口同音にいうのは、「環境ホルモンの問題は、まだ何もわかっていない。今から騒ぐのはまちがいだ」ということである。「十分に解明されるまで騒ぐな」というのは正しい答えだと思う。ただ、この種のものは、学問的にはっきり解明された時点で「何の関係もない」という結論が出た場合はいいとしても、「結果は騒がれているとおりでした」ということになった場合には、かなり「手遅れ」になっているのではないかと危惧する。

薬害のケースを見ても、ひとつの薬剤でかなり広範囲の人々に被害が出ることがある。サリドマイドも血友病のエイズ事件も同様だったが、いま問題になりはじめている環境ホルモンと「メス化」といわれている問題の、仮に半分から三分の一が事実そのとおりだったとしても、たいへんなことである。

環境ホルモンとどう関係があるのかは、目下のところまったく五里霧中ではあっても、「精子が減少している」という問題には関心をもたざるをえない。

この問題は、一九九二年、デンマークで「精子数が激減している」と報告されて以来、世界中で「精子数が減っている」「そういう事実はない」という両方の報告が入り乱れているといってもいい。

デンマークのコペンハーゲン大の研究チームが「過去五十年間に人間の精子数は半減した」と報告したレポートは、二十カ国、約一万五千人分の精液データを取り出して分析したものである。

これに対して慶応大学産婦人科（吉村泰典教授）は、昭和二十五年からＡＩＤ（非配偶者間人工授精。夫以外の精子を女性に注入する方式）を実施し（その精子は同大学医学部学生のアルバイトで提供されている）、そのデータに基づくと、「過去三十年間で約一割減少している」という。このレポートはかなり信頼度の高いものと思うが、精子の提供者が全員、慶大医学部の学生であるという点で、データとして難点がある。

このほか、一九九〇年以降の研究報告の主なものを見ても、「精子が減少している」という報告が六件あるのに対して「精子数には変化がない」が四件となっている。

ただ、この精子数というのもあいまいなもので、一立方ミリリットル中に何千万個以下なら妊娠しないといった正確な数字はないし、精子の数が少ないと男児が出産する率が低いのかどうかということもまったくわかっていない。

動物の世界では、すでに「メス化現象」が起きはじめているというデータの報告もある。あるいは中性化しているという話もある。これはほんとうならたいへんな問題である。学者はこういう問題に本気で取り組んで解決してこそ国民の信頼を得られるのだと思う。単に学問的興味だけで研究するのでなく、人類の危機を救うような総合プロジェクトをつくってやってもらいたいものである。

それにつけても思い出されるのは、一九六〇年代の前半に、私がはじめて読んだレイチェル・カーソンの『サイレント・スプリング（沈黙の春）』である。

正直いってたいへんなことだと思う反面、ほんとうなのかという思いもあった。しかし事態はカーソンの指摘どおりだった。いま環境ホルモンの本を読んで、その頃と同じ感慨をもっている。

「地球上に人間がいるからよくないのだ。人間がいなければ平和で美しい地球がそのまま存続する」

私の友人の一人がこう言ったが、まったく正しいように思う。

第7章　出生をコントロールするということ

男が子どもを産む時代に？

人口の減少や環境ホルモンによるメス化など地球的な規模で人口問題が深刻に論ぜられているが、一方では「出生のコントロール」が医学の発達などによってずいぶん進んだ。見方にもよるが、出生のコントロールはすでに倫理の段階を飛び越えてしまったとも見られ、ある意味では、技術至上主義に堕しているようにさえ思える。出生のコントロールの実態を見ると、「できることなら何をやってもいいのか」といった感じもする。

「医学の世界にSF（サイエンス・フィクション）はない」といわれる。SF作家たちが想像の世界で描くものは、それが文学作品として発表される前に実現してしまうというわけである。試験管ベビーもあっという間に実現したし、そのあと代理母など予想された問題が次々に登場している。

この十数年間、いろいろといわれてきた出生のコントロールはすべて実現したといってもいい。いまだ実現していないのは、私の記憶では「男が妊娠する」という予測だけである。この話をある産婦人科医にしたら「それだって誰かがやる気になればすぐできるでしょう。そしてマスコミが報道して全世界をニュースがまわれば、次々に各国で試みる人が出るでしょう。まさに時間の問題ですよ」と言っていた。

男が子どもを産む時代というのは、一九八五年十二月号のアメリカの科学雑誌『オムニ』に掲載されている。この方法は、受精卵を男性の腹部に移植、胎児を育て、帝王切開で出産させるという技術で、理論的な話だけでなく、動物実験ではすでに成功しているという。

人間の場合には、女性から受精卵をとり出し、男性の腸の前面にエプロンのように垂れ下がっている「網」と呼ばれている組織に付着させると、受精卵は血液から必要な栄養分を吸収して自ら胎盤をつくりだして胎児として育つのだという。これを帝王切開で取り出せばいいわけで、女性は妊娠十カ月の苦労をせずにすむというわけだ。

「男が子どもを産む」というのは、進歩的な女性から見ると歓迎すべきことかもしれない。出産の苦しみや妊娠中の苦労から女性は解放されるのだから、女性にとっては進歩だという考え方もあるかもしれない。しかし、こういう考え方は少し危険だと思う。

これを聞いて、読者はどう思われるだろうか。「そんなことはまだ先の話」と思う人もあるだろうし、「恐ろしいことになる」と考え込む人もいるだろう。なかには「そんなつまらない研究をする間にガンの研究でもしたらどうだ」という人もあるだろう。どのように思うかは個人の自由だが、このような研究には考えさせられるところが多い。

学問や研究は学者の自由であって、学問的興味のおもむくままに自由にしないと、進歩はないといわれている。たしかにそのとおりではあるのだが、その研究が暴走しないという保証はない。このケースの最も適切な例といえば、やはり原子爆弾ということになろう。「男が子どもを産むことと原子爆弾は関係がない」といわれるかもしれないが、問題の本質では共通性がある。

この種の問題を考える場合に、重要な視点というのは、人類は長い歴史のなかで進化してきたもので、環境に適応しようと人間自身が努力してきた結果、現在のような姿をしているのだということである。このような「生物的生存秩序」に変更を迫るような研究は、いくら学問的興味があっても慎重に行なわれるのが当然であろう。

生物の歴史を見ると、おそらく当初、水のなかで生活していたときには雌雄同体で共存していたと思う。現に魚類には、雌雄の能力が一匹の中に共存しているものもいる。おそらく生物は、その後、別々のほうがいろいろと便利なことがあるということで雌雄別体になり、それぞれが発展をつづけてきたのだと思う。雌雄が別々になった最大の目的のひとつは、雌は妊娠して出産するのに都合がいいようにからだがつくられたということであろう。

人類の原形はいうまでもなく、女性である。妊娠初期のメカニズムではその原形である女性がHY抗原に触れると、そこから男性になるというメカニズムがつくられた。だから、男性が妊娠したり出産したりすることには無理があると考えるべきである。

男一〇六対女一〇〇の出生数は自然の秩序

現在の医学では、ほとんど何の不安もなく採用されている「男女の産み分け」のようなものも、医療技術の可否でなく、産み分けるということそのものを少し考えてみる必要があるのではないか。少なくとも次に述べるような側面の検討がなされてのちに手をつけるのが筋道のように私は思う。

男と女は出生のさい、男一〇六対女一〇〇の比率で生まれてくる。これは、最近まではどの民族でも同じであった。そして小さいときには男子の死亡率が高い。交通事故、小児ガンなどすべて男児のほうが死亡率が高く、結婚適齢期になるとほぼ同数になる。それからあとも、男のほうがより多く死んで、八十五歳をすぎると男一対女二の割合になる。百歳をすぎると男一対女四の割合になる。これは人類が長い間かかってつくりあげてきた「秩序」である。

これを破壊することは、恐ろしい結果を招来するかもしれない。たとえば、男児を希望する人が極端にふえると、適齢期になって男性が余るという問題が起きるかもしれない。こういうことはいろいろある。一〇六対一〇〇という出産のときの男女比を人為的に安易に変えるなどというのは自然への冒瀆である。

逆に産み分けで女性を希望する人がふえると、適齢期になって女性が余ることになる。男女というのは、ほんの少しばかり男が多いというのがいい線だと思う。男一〇六対女一〇〇という出産の比率は、男女とも活動的である年代には男一〇〇対女一〇〇に近い数字を保てるという「絶妙の数字」である。この一〇六対一〇〇という出産のときの男女比はどの民族でも同じであるということも驚異である。

このことを、私がある産婦人科の教授に話したら、その教授は「夫婦が自分の子どもを男か女かを希望するのは結局、五対五ぐらいになりますよ。あなたは考えすぎだ」と一笑に付した。

夫婦が男の子を望むか女の子を望むかは、あるいは統計をとれば一対一になるということもあるかもしれない。しかし、そういうこともせずに単純に男女の自由な産み分けをしても、出産する子どもの男女比は変わらないというのは、あまりに楽天的である。

医師の言い分は「緊急避難」

ところで「出生のコントロール」といわれるのは、「産みたくない」と思っている人の希望をかなえる方法と「産みたい」と思っている人の希望をかなえるものと、大別して二つの方向がある。これは、どちらもそれなりにこの数十年で飛躍的に発展している。端的にいうと、前者は「避妊」、後者は「妊娠」ということになる。前者の代表は「プレグランディン」(後述)、後者は広い意味での「試験管ベビー」ということになろう。

この出生のコントロールとしての避妊と妊娠は相当なレベルまで発達し、いい意味でも悪い意味でも、その恩恵を受けてしまっているといってもいい。

すでに倫理的な問題を起こしているテーマもあるし、今後もあちこちで大きな問題を起こしそうなものもある。それらは個々のケースによって多少の差はあるが、産婦人科医を中心とした出生のコントロールを次々に実現している人たちと私たちの考え方のあいだには、基本的な考え方に相当大きな開きのあることをまず指摘しておくべきだろう。

私たちは、現在の人間というのは何万年もの歴史のなかで、環境に適応しようとして「ヒトづくり」が行なわれてきたと考えている。それは、ときに個人個人にはプラスにならなくても人類全体にはプラスになるような適応もある。ときに個人が犠牲になることもある。人間の唱えている「ヒューマニズム」と称するものは、ときに得手勝手なことがある。

ウイルスや細菌の世界などを見ると、個々のウイルスや細菌はどうでもいいといえる扱いで、集団として生き残ることに主眼が置かれているといっても過言ではない。そのため、個々のウイルスや細菌は存在さえ問われない。

これに反して医師の立場には、患者の要求を受け入れることに主眼が置かれることが多い。ここに根本的な考え方のちがいのようなものがあるといえる。

産婦人科医はここに「子どもが欲しい」という要求をもった女性がいるとすると、「その要望をかなえるのが産婦人科医の役目だ」と主張する。夫以外の精子を女性に注入するAID（非配偶者間人工授精）は、昭和二十三年にこういった単純な産婦人科医によってはじめられたものである。

ここには倫理も何もない。実施した医師は「緊急避難である」と説明し、以後半世紀以上にわたってつづけられ、一万人近い子どもが生まれている。

社会的議論のないまま広がったＡＩＤ

ＡＩＤの問題は、その後にいろいろと影響しているので、ここできっちり書いておかねばならない。ＡＩＤについてはいろいろの意見があるが、夫以外の精子を子宮の中に入れるというのは、いくら女性が子どもを欲しがっているといっても、野蛮な方法という気もする。

昭和二十三年に慶応大学医学部産婦人科の安藤画一教授の手によってこのＡＩＤの第一例が行なわれた。私が不思議に思うのは、当時のジャーナリズムが、これについてほとんど触れず、論争らしきものもないことである。そしてさきに説明したように、安藤教授は「緊急避難である」と言っている。何が緊急で何が避難か、私にはよく理解できない。

この第一例以降、ＡＩＤで誕生した子どもはすでに一万人以上になっているという。この数字を見ても、とても「緊急避難」とは思えない。私が心配するのは、「兄妹婚」が出てくる危険である。この提供された精子は慶大医学部学生のものである。最初は何人もの精液を混ぜていたが、それでは父親を特定できないという法律学者の指摘で、昭和三十年頃からは一人の学生の精子にしているが、同じ学生が何人にも提供している例もある。

この精子が誰のものかは慶大産婦人科ではわかっているが、当の女性や外部の人には秘密になっている。だから提供者はわからないし、外部にも口外しない。この他人の精子でも欲しいと考える女性たちにはおそらく共通項もあるだろうし、そういう家族同士が見合いをし、ときに結婚することもあるだろう。それが実は兄妹ということが絶対に起きないという保証はない。

いずれにしても、了解ずみのこととはいえ、夫以外の精子を女性に注入することが社会に何の論議もなくまかり通ったうえに、以後半世紀にわたってつづけられているというのは、ちょっと理解に苦しむ。

それだけではない。その後次々に開発される「試験管ベビー的技術」は、このＡＩＤに比べればきわめて倫理的であるので、反論もできにくいという状況をつくってしまったのである。別の言い方をすると、ＡＩＤがいきなり社会に登場して誰も批判しなかったので、そのままつづけられ、それ以外の技術も批判されずに登場したということになる。

これは試験管ベビーを実施したいと考えている産婦人科医のほうからすると、「都合がよかった」ということになるが、反対の人からいえば「ＡＩＤを無批判に受け入れたのがボタンのかけちがいだった」ということになる。

体外受精は人類に幸福をもたらすか

一九九八年、長野県の根津八紘《ねづやひろ》医師が、非配偶者間の体外受精をして、日本産婦人科学会を除名になった。そのとき根津医師は「人工授精では精子の提供が認められている（註・ＡＩＤのこと）。精子のない男性を助けるのなら卵子に問題のある女性を支援する権利も与えられるべきだ。学会に従うより、患者のほうが大切だ」と言っている。

これに対して佐藤和雄・日本産婦人科学会会長は「学会の指針は国民に受け入れられる生殖医療をするためにある。根津医師は指針違反を承知のうえで実施し、今後もつづけるとしているので重い処分にした。生まれた子どもが、卵子の提供者の子どもか、産んだ母親の子どもか、法的な根拠がない。卵子の提供者に親となることを放棄することを約束させても、将来、トラブルが起きる危険性はある」と述べた。

人工授精では第三者からの精子提供を認めているのに卵子提供を認めないのはわかりにくいという質問に対して、同会長は「生殖に主要な役割を果たすのは卵子だ。精子は簡単に採取できるが、卵子は数にかぎりがあるし、採取に身体の負担もかかる」と答えている（談話の部分は朝日新聞一九九八年七月五日朝刊）。ここでも、ＡＩＤが早くから認められているということが土台になって、ものごとが進展しようとしている。

いわゆる「試験管ベビー」の問題でも、排卵誘発剤を使用することによって五つ児が産まれたりしているが、この問題も何の議論もなくふつうに行なわれている。代理母の問題も、アメリカでは日常茶飯事となり、問題になっている。なにか一瀉千里《いっしゃせんり》に進んでいくように見受けられる。

いまのところは、人工子宮ができていないことと、人工羊水も完成していないので、「体外受精─出産・一貫」は行なわれていないが、いずれ近い将来にはこれもできるようになるだろう。

一方、さきに述べたように、地球上にメス化現象が起きたり（それはまだはっきりしないが）、あるいは人口減が深刻になると、試験管ベビーがふつうの出産ということになり、セックスと妊娠・出産はまったく別のものになるということになりかねない。それは人類にとって幸福なのだろうか。

妊娠中絶からプレグランディンへ

出生のコントロールのもうひとつの側面は、昔からある「避妊」である。

今日、世界的には最も確実な避妊はピル（経口避妊薬）だということになっている。ピルは開発が進んで、副作用が少なく（それでも結構あるといわれている）、効果の確実なものが登場し、日本でも、一九九八年の認可以前から、実際にはかなり出回っていた。

日本では、避妊の最初は「オギノ式」だったが、これは厄介で、うまくいかない人も多かった。ペッサリーやゼリーはそれほどの効果がなかった。最もよく使われたのは「コンドーム」であった。これは性病予防の役割も果たしたが、おそらく戦前から戦後にかけての日本で最大の避妊効果をあげたのはコンドームだったのではないかと思う。

しかし、日本の受胎調節（避妊）は失敗も多かった。結局「妊娠中絶」しか方法がなく、年間二〇〇万例近い中絶手術が行なわれたこともあった。

中絶手術はある意味では「確実な避妊法」かもしれないが、母体を傷つけることもあって、避妊のほうがはるかにまさっており、現在ではピルの普及もあって、世界的に妊娠中絶は下火の傾向にある。

こうしたなかで一九八四年に承認された「プレグランディン」は人工流産剤で、膣座薬である。この薬はホルモンの一種であるプロストグランディンの性質を利用し、子宮を強く収縮させると同時に産道を広げて出産状態にし、流産させる。これまでの中絶手術は一週間ぐらいの入院が必要で、感染症などの若干の危険がともなうのに反して、プレグランディンだと入院期間は三日間ぐらいで、副作用も少ないとされている。

プレグランディンはロケット型の座薬で、一個に「ゲメプロスト」という薬効成分を一ミリグラム含んでいる。二時間置きに一個を膣の奥深くに挿入する。一日の最大投与量は五個。通常約十時間で効果が出る。妊娠中期の三〇七例中二七九例（九〇・九パーセント）に有効で、副作用は下痢（二一パーセント）、吐き気（一七・八パーセント）のほか、悪心、発熱、下腹痛、頭痛、顔面紅潮などがある。

生と死に手を加えすぎる日本

一万年以上前の人類は、出生のコントロールを考えなかったのではないかと思う。外敵に対しては仲間の数が多いほど有利なわけで、猛獣だけでなく、他の部族に対してもそうだった。農耕社会が安定し、収穫が一定量になったとき、はじめて出生のコントロールを考えたのではないか。それでも出生のコントロールより「うば捨て」のほうがまだ倫理的だったと思う。しかし、人類は生や死に関与しないほうがいいとする意見もある。

一九九四年の夏、フランス国会で「生命倫理法」が可決成立した。これは先端医療に規制の網をかけた世界に例のない法律である。採決にあたっては党議拘束をかけなかった。

この法律が成立した背景には「人体は自然の一部であり、人はむやみにそれに手をつけるべきでない」という思想があるという。生命倫理法を形づくっているのは三つの法律で、「人体の提供と利用、生殖医療、出生前診断法」「人体尊重法」「記名データ取り扱い法」である。

国会での起立採決で賛否の数字ははっきりしないが、「人体の提供と利用、生殖医療、出生前診断法」の第二次案を採決したさいには、賛成三〇三、反対九八、棄権一三五という数字が記録されている。

バダンテールのような女性運動家が、「妊娠、出産は女性自身がコントロールするもの」という立場から反対しているように、フランス国内にも賛否両論があるが、「自然をむやみにコントロールするな」という主張は傾聴に値するのではないだろうか。

医療を技術論だけからとらえるのではなく幅広くとらえている生命倫理法は、賛否は別にしても、さすがフランスらしいと思うとともに、日本では生や死に手を加えすぎているのではないだろうか。

フランスのある社会学者は、人間は次の四段階を経て進歩するのだという。

①その日食べるものの確保しか考えない。
②少し余裕ができると貯蔵しようとする。
③他人よりいい生活をしたいと思うようになる。
④価値の多様化時代に入り、精神的な満足を求めようとする。

出生のコントロールを考えるのは、③の段階であろう。家族計画というのは家族みんなが豊かに暮らそうという側面があると思う。そのこと自体はいいことなのだが、私たちは、自分のことだけを考えてばかりいては、どこかでしっぺ返しを食らうのではないかという気もする。

第8章　心臓移植の本質を考える

本質的議論なしに技術論に終始

「臓器移植法」が施行されたのは一九九七年。それ以後、二八件の心臓移植が行なわれた。二〇〇六年春には、臓器移植法改正案が国会に提出されている。

これを機に、心臓移植は日本人にどのように受け止められているのか。あるいは、どのようにとらえるべきなのか。その本質的なところを考えてみる必要があるのではないかと思う。

日本で第一例の「和田心臓移植」が行なわれたのは一九六八年である。また、九〇年代の前半には二年間、百時間もかけて「臨時脳死及び臓器移植調査会（脳死臨調）」で議論された。この脳死臨調には私も参与として参加した。しかし、私は十分に論議がつくされたとは思っていない。世間では「議論ばかりしてもしかたがない」という意見もある。これは移植外科医のなかに多い。けれども、論議は終わっていないように思う。私はあえて議論が必要だと言いたい。それは、日本の医学や医療は、肝心な点を素通りして、なしくずし的にものごとが決まっていくからである。

私が非常に気になるのは、議論はたしかに長い間やっているのだが、本質的な部分を避けて、技術論に終始しているのではないかという点である。これは脳死―心臓移植の問題だけではなく、多少とも倫理に関係する医療問題全体についていえるようにも思える。

「和田移植」が残した医師不信の後遺症

脳死移植の法律が国会で成立した当時、何か釈然としない心理状態だった人が多かったのではないだろうか。法律自体が衆議院で可決された内容と、参議院で可決された内容とがかなりちがったということに違和感をもった人も多かったが、それ以外に「もうひとつしっくりしない」と思った人も多かったのではないか。それには、いくつかの点があるが、まず指摘したいのは、いわゆる和田移植といわれるものの総括が十分に行なわれていないということがあげられるだろう。

和田移植は三十数年前のことで、過去の話だという医師も多いが、私はそうではないと思う。まず、第一に日本での心臓移植の第一例である。しかも、当時のドナーであった山口君がほんとうに死んでいたのかどうかという点と、レシピエントの宮崎君の心臓の状態は、ほんとうに移植を必要とする状態だったのか。移植以外の他の治療法でもよかったのではないかという疑問が残ったままになっている。

和田移植のあと殺人罪で訴えたグループもあったが、結局、検察側は証拠不十分で不起訴にした。これで一件落着という見方をする医師もいるが、山口君がほんとうに死んでいたかどうかは、いまとなってはよくわからないし、当時は今以上に医学部教室の封建制は強くて、教授に反対する証言などは「木に縁《よ》って魚を求める」ようなものであったろう。

しかし、脳死臨調に参考人として出席した病理学者は、標本として残っている宮崎君の心臓（宮崎君は心臓移植後一カ月足らずで死んでいる）は何者かによって他人の心臓とつけ換えられていると証言している。

疑問はまったく解けていない。当の和田医師も、ほとんど反省の色はない。手術当日に言った「二つの死を一つの生とした」という主張を繰り返している。しかし、それには「二つの生を二つの死にしたのが実際だ」という主張もある。

また、移植外科医のなかには「三十年以上もたったのだから、全体に考え方は変わっていますよ」という人もいる。しかし、私は、表面的に変わった面もあるかもしれないが、本質はそう変化しているとは思えない。この「和田移植」の後遺症として、むしろ一般の人々は医師不信を募らせているのではないかとさえ思う。

首から下が生きている脳死は死といえるのか

次に問題だと思うのは、「脳死」である。まず、脳死という概念を一般の人たちに理解してもらうのは至難の業である。脳死というのは端的にいうと「脳は死んでいるが、首から下は生きている状態で、一定の条件を満たして脳死の判定を受けて、生き返った例はない」ということなのである。

かつて脳死という状態はなかった。脳が死ぬまでに心臓が止まり、呼吸が停止し、そして瞳孔反射が消失するという、いわゆる「三徴候死」になったからである。

脳死という状態が起きるようになったのは、本来なら死んでいる状態になった人たちを人工心肺などにつなぐことによって呼吸をつづけることができるようになったために、首から下は生きているが脳は死んだという状態になったわけである。いわば、首から下は「器械に支えられた生命」ということになる。

この「脳は死んでいるが、首から下は生きている」という状態を「死んでいるのだ」と考えることはむずかしい。感覚的に理解できないのは当然かもしれない。

脳死といわれている状態の女性が、たまたま妊娠していて、そのまま人工呼吸器をはずさずに栄養剤を注入して「生きている」ような状態をつづけていたら出産したという例も、一例や二例ではなく存在している。それでも「脳死は死だ」といえるのだろうかという疑問は誰でももつはずだ。

きわめて厄介な問題は、心臓移植の場合、この脳死の状態のときに摘出しないと生着しないということだ。腎臓の場合は、死後（三徴候死による死）でも、適当に処理すれば生着する。ところが心臓はそうではない。脳死を死と認めないかぎり、心臓移植は成立しないのである。

世間の人々のなかには、脳死という状態は心臓移植のために考え出されたものではないかと思っている人が多い。それはそうではなく、ドイツの医師が、人工心肺につないでいる患者の脳波は止まっているのに心電図は正常に描かれているところから「脳は死んでも首から下は生きている状態」があることを知り、やがて、この状態のときに移植すると生着することがわかったといういきさつのようである。

人間が死ぬときに脳死の状態を経由する人は、現在のところ死亡者一〇〇人に一人ぐらいだといわれている。だから、脳死者の数はもともと少なく、ほとんど例外に近い。

植物人間とはちがう脳死患者

脳死で、もうひとつむずかしい問題は、脳死と判定された患者を見て「死んでいる」とはとても思えないということがある。中心静脈栄養の注入によって、顔色はいいし、皮膚に張りがあり、とても死んでいるとは思えない。医師が脳波計などを示して「脳死です」と告げても、家族が見ると、とてもそうは思えず「生きている」と思うだろう。

現代の医学では次の六条件を満たす患者は脳死とし、回復不能だとしている（薬物中毒や溺れた人は除く）。

①深い昏睡がつづいて意識が戻らない。
②両眼の瞳孔が開いて光への反応がない。
③自発呼吸がない。
④急激に血圧が低下してそれがつづいている。
⑤脳波が平坦。
⑥以上が六時間以上つづいていること。

脳死の基準は日本とアメリカでは若干ちがう。アメリカの場合は、中毒死や水死の場合も含めているのに対して、日本の場合はこれを除外している。日本では脳死の法律誕生直前までに数百例の患者を脳死と判定しているが、この基準で判定した後、生き返った例はない。

アメリカでは数千例を判定しているが、数例生き返っている。この点から見ても、和田移植の場合は、提供者が水泳中に溺死したケースで、適当ではなかったという批判もある。札幌医大の場合は、提供者の死の判定をした医師と、移植手術をした医師が同一人であったことも批判の対象となっている。

もうひとつ、脳死の問題を複雑にしているのは「植物人間」といわれているものと、脳死の混同である。脳死と植物人間は、まったくちがうものである。

端的にいえば、脳死は不可逆的なもので、再び生き返ることはまずない。しかし、植物人間は生き返ることもあるし、第一、死んでいないのである。

植物人間は「死」ではない。人間の生命の座は「脳幹」というところにある。この脳幹がやられたのが脳死だが、植物人間は脳幹は生きているのである。人間の脳は最初、知識、理性、判断を支配している「新皮質」がやられ、次いで食欲、性欲、集団欲（集団の一員でありたいと願うこと）などの本能を支配している「古皮質」がやられる。その段階でも脳幹は生きている。それが「植物人間」なのである。この脳幹は、脳波計では測ることができない。

なかなか集まらない臓器

一九九七年、「臓器移植法」が施行され、移植を待っている患者たちにとっては大きな福音と思われた。しかし、その後の一年間、脳死の提供者による心臓移植は一例も行なわれなかった。シビレを切らしてアメリカに心臓移植に出かけた人もいる。

これをどう見るかは、人によってちがうと思うが、一般に考えられているほど臓器提供者は出ないものである。北里大学の救命救急センターの調査によると、同センターに入院した脳障害の患者五一六五人の症例（一〇年間）を中山義介講師らが調べたところ、肝臓、腎臓、膵臓について、日本移植学会のつくった基準を満たしていなかったり、脳死判定ができなかったりした症例を除くと、脳死で臓器提供可能な患者は一〇年間で一八二人、年平均で約一八人の勘定になる。ただ、これは本人の意思を考慮に入れていない数字である。

一九九六年、この法案が国会を通過した時点で、ある移植外科医は「この法律では、心臓移植は年に一例あればいいほうだろう」と話していた。この医師の見解では、本人の意思のない（明らかでない）人たちの臓器摘出は事実上できないということになると、ドナー・カードがアメリカなみに普及しても、なお事実上は移植はむずかしいということになるという。

たしかにそのとおりだが、移植の本来の在り方からいって、最も重要なのは本人の意思である。これはアメリカでもうまくいかない。アメリカは自動車の免許証の更新のときに臓器提供の意思を確認するという方法をとっている。そうしてもなかなか臓器は集まらない。

しかし、臓器移植法を改正して家族の承諾だけで、本人の意思の如何にかかわらず、臓器提供を許可するという法案が準備されているが、私は、これはよくないと思う。当分は、いまの法律で努力して、国民の理解を求めるようにしていくのが、順序だろうと思う。

心臓や肝臓以外の腎臓や角膜などは死後（三徴候死による死）でも「生着」する。しかし、腎臓などは脳死の状態で移植したほうが、死後で移植するより成績がいい。それと心臓移植は、若い新鮮な心臓でないと移植してもうまくいかないわけで、結局は四十歳未満の交通事故死以外には該当者はいないわけである。

本流はあくまで人工心臓

心臓移植がうまくいかない理由のひとつに、移植外科医への反感のようなものがある。本来は移植外科医が、心臓移植ができるような環境づくりに努力してもいいのだが「われわれは移植して人を助けるのだ。それをとやかくいうのはおかしい」という姿勢がある。

このため、移植外科医は本来、仲間であるはずの脳神経外科医、救急外科医、心臓内科医としっくりいっていない。むしろ、敵対関係にあるところもある。多くの医師は、和田移植にきわめて批判的である。しかし、移植外科医は「三十年以上前の話だから」といって、和田移植を批判しない。

移植外科医が和田移植を総括しないかぎり、国民は心臓移植についていかないのではないか。そして国民の協力がないかぎり、心臓移植は日本にうまく定着できないだろう。

非常に率直な言い方を許してもらえば、私は心臓移植という医療技術は、医療の本流ではなく、ワンポイント・リリーフだと思う。心臓移植は他人の死を当てにするという側面もある。あくまでも医学の本流は「人工心臓」ではないかと思う。これなら、脳死という厄介な問題も起きないし、すっきりとした医療技術である。私は、心臓移植がブームになることによって、人工心臓の開発が遅れることに危惧をもっている。

人工心臓の研究は世界的にかなり進んでいるうえ、日本の研究レベルも高い。現在のところ人工心臓器の中を流れる血液が凝固するのを防ぐことと、半永久的なエネルギー源をどうするかの二つの問題が残っている。

前者は人工臓器の材質の問題で、これはいい線を行っている。後者のエネルギー源は結局のところ原子力になるだろうといわれている。この二つの研究は三〇〇億〜五〇〇億円ぐらいの研究費でできるのではないかとみられている。こちらのほうに力を入れることは「急がば回れ」ということでもあるのだろう。

人工心臓は埋め込み型が理想である。体外に灌流《かんりゅう》装置を出すのなら、かなりのレベルのものができている。今一歩の研究で、実用化するのではないかと思う。

アメリカでは、ヒヒなどの動物の臓器を人間に移植しようという試みが行なわれている。これは拒否反応が強いために一朝一夕に解決のつく問題とは思えない。いずれにしても、ドナーの不足はかなり深刻になりつつある。

移植待つ患者は年に数百人

このように、私自身、心臓移植について双手《もろて》を上げて賛成というわけではない。しかし脳死臨調のときには、私は、マスコミから賛成派にカウントされていた。私は、そのことに異議を唱えなかった。心臓移植しか治療法がなく、それを待っている人たちを放置するわけにはいかないと思い、「かぎりなく反対に近い賛成」という立場に終始した。

移植を待っている心臓病患者は日本で年に数百人といわれている。そして、このなかには子どももいる。現在の臓器移植法では、脳死の問題もあって、子どもは、やや圏外にあるが、私は子どもの心臓移植こそやる必要がある。これは本人の意思との関係などの整合性も考える必要があると思う。

先日、あるアメリカの医師が言っていたが、アメリカには心臓移植手術を三回やった老人がいるという。私は、これはどうかと思う。資本主義の権化のようなアメリカのこととはいえ、財力のある人は三回も心臓移植をするというのは、いったいどういうことなのだろうか。資本主義の弱肉強食を地で行っているような気がする。

こういうと叱られるかもしれないが、他人の臓器をもらって生きるというのは、はたして「権利」といえるのだろうか。少しは謙虚さがあってもいいと思う。歯に衣を着せずにいえば、老人になるまで生きていることができたのは、そのこと自体が幸せなのではないか。

私は移植に反対ではないが、移植に優先順位があるとすれば、血液型のタイプの適合の問題を除けば、年齢の若い人から行なうべきだと思う。

二十数年ほど前の話ではあるが、イギリスでは医療費の予算の関係で、六十歳以上の腎臓病患者の人工透析を認めていなかったことがある。イギリスは医療費の枠をまず国が決めるので、その範囲以上のことは何もできない。だからGDP対比でイギリスの医療費は先進国中最低である。このため、ウェイティング・リストは長い。たとえば白内障の手術は平均三年ぐらい待たなければならない。

一九七五年に私がテレビの仕事でイギリスを訪問したさい、たまたまバーバラ・カースル保健相にインタヴューすることができたのでこのことをきいてみた。すると保健相は「そのとおりです」という。私が「三年の間には白内障も進行するだろう」と言ったら「どうせ老人ですから」という答えが返ってきた。

必要なのは医師への信頼

心臓移植のことを考えると、いつも頭に浮かぶのは「心臓外科の父」といわれた東京女子医大の故榊原仟《しげる》教授の話である。

榊原教授は心臓移植に賛成ではなかった。反対ではないが賛成ではないという微妙な立場だった。「私は他人の心臓をもらってでも生きようとは思わないが、死後提供にせよといわれれば提供するのにやぶさかではない」とよく言っていた。

さらにつづけて「心臓外科の目指すべき方向は、仮に心臓が回復不能なぐらい悪くなったら、その心臓を摘出し、そのあとに人工心臓を入れる。そして人工心臓で代行している間に摘出した心臓を修理して、修理ができたら人工心臓を外して自分の心臓を入れる。これが心臓外科の究極で、これなら、他人の臓器を当てにしなくてもいい」と言っていた。これは見識だと思う。

心臓移植についていろいろ考えてきたが、結論として言いたいのは、まず、心臓移植という医療技術はワンポイント・リリーフで、本流の医療技術と考えるべきではないという認識が、国民にも医療界にも必要だということである。本流は人工心臓か、あるいは榊原先生のいわれるようなものなのだと思う。

しかし、現在の時点では、心臓移植をすればなおるかもしれない患者が数百人いるということだし、いまの段階では心臓移植が技術的にはいちばん進んでいるから、心臓移植が行なわれることは妥当である。けれども、日本のように法律をつくってまでやらねばならないのかどうかは疑問がある。

理想をいえば、法律などなくても、必要な人にだけ心臓移植がほどこされるのがいちばんだと思う。日本で脳死臨調がつくられ、結局、法律をつくったのは、そうしないと移植外科医が移植手術ができないという事情を見てとった衆院議員の中山太郎氏（医師）が犬馬の労をとったというのが内情である。これは「和田移植」の後遺症がいかに大きかったかを示しているともいえると思う。

医師が国民に信頼されていて、「これこそ必要な技術です」と医師がいえば、国民は納得するという時代が来ることはないのだろうか。

第3部

医療の現場で起こっていること

第9章　院内感染はなぜ起きるのか

抗生物質乱用で菌に耐性

千葉県印旛郡富里町の特例許可老人病院「富里病院」で一九九〇年十一月から一九九一年四月までの半年間の入院患者のうち、一〇九人がメチシリン耐性黄色ブドウ球菌（ＭＲＳＡ）に感染していた疑いが出て、九一年十二月十五日、それが明らかになった。

病院側は、ＭＲＳＡで死亡した患者がいることを認めている。厚生省（現厚生労働省）でも事態を重視して調査をはじめた。病院関係者によると、感染者一〇九人のうち八〇人以上が一九九一年十二月中旬現在で死亡していた。

ＭＲＳＡにかぎらず、さまざまな院内感染が問題になっているが、その根本には抗生物質の乱用の問題がある。ちょっとしたカゼなどの発熱にすぐ抗生物質を投与するために、菌のほうが耐性をもってしまうことになる。

また、抗生物質を投与すると、病気を起こす細菌だけでなく、体内のあらゆる細菌がやられてしまう。そのなかには、人間にとって必要な細菌もあるわけで、極端にいうと、体内が無菌の状態になり、かえって抵抗力が低下するという面さえある。

抗生物質はたしかによく効く。しかし「伝家の宝刀」のようなもので、ここいちばんというときに使用すべきものである。そうしないと肝心なときに役立たないことになる。「耐性」をもった細菌という問題は、使用法を誤った「人災」ということもできる。

この新薬の開発と耐性菌とのイタチゴッコのきわめつきが、MRSAの例である。MRSAと抗生物質の戦いは、抗生物質と細菌の戦いの歴史そのものであり、しかも、いまのところ細菌に凱歌があがっているのである。

感染症の起因菌は、ヒトの常在菌（誰でももっている菌）であるブドウ球菌などだが、この菌は抗生物質に耐性をもちやすい。なかで最も病原性が高いのが、黄色ブドウ球菌である。

ペニシリンが実用化された一九四〇年代から一九五〇年代には多くの黄色ブドウ球菌は天然ペニシリン（ペニシリンG）の治療に耐性を示す（つまり効果がない）ようになっていた。そのため、その頃開発されたストレプトマイシン、クロラムフェニコール、テトラサイクリンの使用によって黄色ブドウ球菌に対応していた。

ところが一九五〇年代後半になると、当時開発されていたこれらの抗生物質のすべてに耐性をもつ黄色ブドウ球菌の株が出現して、院内感染菌として蔓延した。

黄色ブドウ球菌のペニシリン耐性は、その理屈はよくわかっていて、ペニシリンの構造を変化させることによって解決できるため、メチシリンが登場、次にセファロスポリンもあらわれた。この毒性を抑える抗菌剤（セフェム剤）が開発され、黄色ブドウ球菌は克服されると思われた。ところが、皮肉なことにセフェム剤が開発されたイギリスで、ただちに耐性菌があらわれた。これがメチシリン耐性黄色ブドウ球菌、つまりＭＲＳＡである。

ＭＲＳＡがあらわれたのは一九六一年で、イギリスでメチシリンが開発された翌年である。発見当初はそう問題にならなかったが、一九八〇年代に入って急速に全世界で問題視されるようになった。ロンドン、ダブリンなどの都市、南アフリカ、オーストラリア、中東、ギリシャなどの地域で、ただ一株に起因するＭＲＳＡが多発した。

日本では一九八一年末からセフェム系第三世代といわれる薬剤が発売され、これを多用したためにＭＲＳＡに感染する人が激増した。一九八五年頃には東京を中心に、臨床分離される黄色ブドウ球菌の五〇パーセント以上がＭＲＳＡであるという病院が激増した。

ＭＲＳＡは身体の抵抗力が低下しているときに感染すると、重症化することがある。感染が深部化し、重症になるわけだが、病気のときのほか、未熟児や高齢者のように感染抵抗力が低下している場合も同様である。

院内感染では、MRSAのほかに緑膿菌が問題で、緑膿菌は体内に侵入した細菌を侵食し、感染防御に重要な働きをしているメカニズムを妨害するが、毒性は弱い。

薬剤に頼りすぎる医療機関

MRSAの問題は二つあると思う。ひとつはさきにも触れた抗生物質の乱用である。元来、MRSAのような毒性の弱いものが、抗生物質の対象となるのかどうかという点に私は疑問を感じる。なんでも「抗生物質でたたこう」という薬業界の姿勢や医学・薬学者の考え方が正しいのかどうかという点が問題であろう。

少し意地の悪い言い方をすると、MRSAという菌は昔からあったにちがいない。しかし、抗生物質が登場するまでは、まったく問題になったことはなかったのではないかと思う。だからMRSAは「抗生物質のつくった病気」といえなくもない。

いまの医学・薬学界には、細菌との戦いはすべて抗生物質で対応しようという意識が強い。製薬会社がそう考えるのは無理からぬ面があるかもしれないが、それに対して医師も薬学者も同じように考えている。私は医師のなかで、誰か、抗生物質と細菌の永遠に続く〝イタチゴッコ〟以外の治療法を主張する人が出てきてもいいように思う。

「薬剤を投与したほうが医療費がふえる」ために、こうした現象が起きているとは思いたくないが、どうも日本の医療機関では薬剤に頼っている面が大きすぎるように思う。日本の抗菌剤の使用量は、欧米と比較してもかなり多い。

ＭＲＳＡで死ぬなどというのは、医療の在り方からいって、とんでもないことである。本来、病院とは病気をなおす場所である。ＭＲＳＡに感染するようなことが病院で起きること自体、おかしいことである。ある老人病院では「ＭＲＳＡがこの程度出ているのはあたりまえでしょう」と言っていたが、とんでもない話である。

患者のほうからすれば、ＭＲＳＡで病院で死んだ人は、もし入院しなければ死ななかったはずである。これなら、在宅治療のほうが安全である。ＭＲＳＡの問題は、病院の診療レベルの良し悪しなどとは関係なく、どこの病院でも起きている。ここに恐ろしさがある。

ＭＲＳＡの実体は明らかにされていない。実体を明確にするとともに、ＭＲＳＡの発生率の高い病院は、たとえ大学病院でもなんらかのペナルティを科すべきではないか。ＭＲＳＡの発生は本来、あってはならないことである。

病院から消毒の習慣が消えた

ＭＲＳＡが発生する原因は、ここまで説明してきた抗生物質の乱用という問題と、実はもうひとつ重要な問題がある。それはある意味で、病院医療の原点ともいえる「消毒」の問題である。

かつて、病院に入ると、強いクレゾールのにおいがした。洗面器が病院の廊下のあちこちに置かれ、あるいは病室にもあって、医師や医療従事者たちは、このクレゾールの入った洗面器で絶えず手を洗っていた。一人の患者を診察したら一回きっちりと手を洗うということを一日中繰り返していた。

ところが、戦後十年以上たった昭和三十年代の前半くらいから、この光景はすっかりなくなった。当時、私はどうしてだろうと不思議に思った。

逆性石けんをはじめ、いくつかの消毒用の石けんが登場し、クレゾールが敬遠されたという話も当時聞いたことがあったが、では、洗面所で医師が手を洗っていたかというと、洗面所で手を入念に洗っていたのは手術場の医師ぐらいだった。手術前のストレスを沈静させるために入念に手を洗うのだという説明もまことしやかにいわれていた。いずれにしても「消毒」そのものがあまり行なわれないようになった。

感染症（ウイルスに起因するものは除く）の多くは抗生物質によって解決すると考えられ、医師たちも消毒を重視しない傾向が出はじめた。その後も消毒は軽視されているといってもいい。

病院内で消毒をきっちりとやれば、ＭＲＳＡを追放できるという例もある（後述）。しかし、依然としてＭＲＳＡに有効な薬剤の開発に狂奔しているのが、医療界の現状である。

やがてはＭＲＳＡに有効な薬剤が開発されるのだろうが、広く治療に用いたとたんに菌のほうに耐性ができるということを繰り返すことになる。発想の転換があってもいいと思う。

殺菌法が外科手術の進歩に貢献

麻酔が発見された十九世紀半ばには、外科医は手もろくに洗わずに手術をしていた。ウィーンの産科医のゼンメルワイスがウィーン病院の産科に勤務していた一八四四年、不思議なことに気づいた。この病院の産科は第一と第二の病棟に分かれていたが、第一のほうが第二にくらべて産褥熱《さんじょくねつ》による死亡率がぐんと高かった。

ゼンメルワイスはこの原因を調べたが、第一病棟は学生の教育用に使っていたので、学生が解剖室からやってきて、手も洗わずに内診をする。ところが、第二病棟は助産婦養成のために使っているので、かなり清潔である。

その頃、ある教授が病理解剖をしているとき、小さな傷が原因で敗血症になって死んだが、ゼンメルワイスは、その様子が産褥熱に似ていたのを思い出した。どうやら原因は医学生にあるのではないか——。

ゼンメルワイスは一八四七年、妊婦を診察したり、お産を助ける人は、手を塩化カルシウム液につけるという規則をつくった。すると死亡率が、その年の五月には一二・二四パーセントだったのが、六月には二・三八パーセント、七月には一・二〇パーセントに激減した。翌年の三月と四月は産褥熱による死亡はゼロになった。

ゼンメルワイスは、のちにブダペスト大学の産科教授になり、一八六〇年に「産褥熱の原因――概念と予防法」という論文を書いて自説を主張したが、不幸にも四十七歳で精神病で死んだこともあって、「消毒の父」ゼンメルワイスの意見は彼の生存中は少数意見だったようである。

現在の殺菌法が陽の目を見るようになったのは、イギリスの外科医、リスターが登場してからである。リスターがグラスゴーの外科教授をしていた一八六〇年、傷口の化膿を防ぐために石炭酸を使ったところ、好成績を収めた。当時、複雑骨折は必ず化膿するものと決まっていたが、石炭酸を傷につけると化膿しにくいとの結果が出たので、この十一例をまとめた結果を医学誌『ランセット』にのせた。この報告が大きな反響を呼んだが、イギリスでは反対論が多く、むしろヨーロッパ大陸のほうに支持者が多かった。

殺菌手術は、やがてドイツのベルグマンによって手術をする人の手や道具を完全に消毒するという現在の方法に変わった。その弟子のシンメルブッシュが蒸気によって滅菌するという方法を開発し、外科手術の進歩に貢献した。

「一仕事、一手洗い」を励行する岩手医大

盛岡市にある岩手医科大学は歴史と伝統のある私立大学だが、この付属病院が三十数年前から院内感染と取り組んでいることを知っている人は少ないだろう。もしも日本のすべての病院で岩手医大付属病院のように院内感染と取り組んでいたならば、ＭＲＳＡの問題は起きなかったのではないかと思われる。

岩手医大の院内感染症対策委員会は、昭和四十一年に当時の若生宏病院長が細菌学の川名林治教授に依頼したのがスタートである。川名教授は、考えたすえ、ガリ版でガイドラインをつくり、数年後に第一回の委員会を開いた。最初の委員会には七人しか出席しなかったが、その後二カ月に一回、すべての科から医師や看護婦が出席するようになった。

院内感染は、当時は結核のようなものを除いてはほとんどなかったし、誰も問題にしなかった。それだけに若生院長は「先見の明」があったといえる。

この感染症対策委員会ができてまもなく、近くの県立病院の新生児室で多剤性黄色ブドウ球菌による院内感染が起き、新生児が次々と死んだ。この細菌はＭＲＳＡよりはるかに毒性が強く、相談を受けた川名教授は、つくったばかりの院内感染防止法をアドバイスするとともに、リラシリンという抗生物質が唯一効果を示したので、それ以上の死者は食い止めることができたが、川名教授はあらためて院内感染の重要性を認識した。

院内感染の予防は、基本的には消毒の励行以外の策はない。これはゼンメルワイス以来の鉄則である。当然のことながら病院内で消毒に反対する人はいない。

岩手医大付属病院では「感染症総回診」が行なわれるようになった。川名教授が看護部長らといっしょに各病室を回る。看護部長室には一〇〇〇人を超す入院患者の状態が一目でわかるマグネット・ボードがあって、感染症患者が出ると病室マップに印をつける。

感染症総回診は、感染症患者のいる病室を中心に行なう。これはふつうの大学病院では考えられないことである。基礎医学者が病室を回診することはありえないことで、まして全科を回るのである。そこでは、細菌検査の結果から主治医に説明したり、抗生物質を変更してもらったりする。一刻を争うこともあるので、感染症患者への対応はその日のうちに決めている。

院内感染の予防のために、たとえば病室でシーツを取り替えるのにバタバタとすると、向かいの病室の病原菌とホコリがふえるのがわかっているので、シーツはていねいにたたんで、ビニールに入れて、そのまま滅菌室に運ぶようにしている。そのあと高性能のフィルターのついた掃除機で吸い取り、さらに消毒液にひたしたぞうきんで床を拭く。ベッドの下にバッグやダンボールなどを置かないようにする。もちろん、そこに細菌がはびこらないようにするためである。

医師や看護婦は消毒液でうがいをし、ひとつなにか処置をしたら必ず消毒液をつけて流水で手を洗うことにしている。これを「一仕事、一手洗い」と呼んで励行している。このようなことはたしかに面倒なことである。しかし、この積み重ねが院内感染を防ぐのである。院内感染は医原病である。医療の在り方からいって起きてはならないことである。

多くの院長は消毒の励行が必要なことはよくわかっている。しかし、院長のなかには「それだけのことをする経費が健康保険の点数には含まれていない」という人もいる。これは単に健康保険の点数の問題なのだろうか。医療機関として、絶対にやらねばならないことなのではないか。

老人医療に欠かせない院内感染防止

スウェーデンのストックホルム市に「フディンゲ病院」と住民から呼ばれている病院がある（現在はカロリンスカ大学病院に統合）。病床一六〇〇床、一日外来三五〇〇人が訪れる大病院である。

この病院を見学した人が一様に驚くのは、トランスポート・システムである。小型のトロッコのような運搬車のレールが床に目立たないように組み込まれている。しかし、床に凸凹はない。X線フィルム、薬剤、食物がこれで運搬されるのはもちろん、ベッドの消毒もこのシステムでこなしている。

ベッドの消毒は、コントロール室からの指令で地下にある運搬車が動き出し、エレベーターに乗る。目的の病室に行くと、ベッドを乗せてそのまま消毒室に行く。そこで上から消毒液で洗われ乾燥して出てくる。これらを指令しているコントロール・タワーには従業員が二人いるだけである。ベッドの消毒は院内感染を防ぐためにひんぱんに行なわれている。ここでは、ＭＲＳＡはもとより院内感染は皆無だという。

この病院や岩手医大付属病院のように徹底して院内感染を防げば、ＭＲＳＡの危険性などはなくなるはずである。

ＭＲＳＡの予防が全国的に叫ばれているが、ＭＲＳＡだけの予防を考えてもあまり意味がない。院内感染を起こすブドウ球菌にはＭＲＳＡのほかに表皮ブドウ球菌もあるし、緑膿菌も問題だし連鎖球菌もある。麻疹、風疹、水痘などのウイルス、カビやカンジダという真菌、クラミジア、原虫もある。院内感染は外から入ってくる細菌やウイルスだけの問題ではない。患者の抵抗力が落ちると、いろいろな症状が出てくる。

ＭＲＳＡは、菌そのものは強烈なものではない。健康な人がＭＲＳＡを体内にもっていても、何ともないといってもいいだろう。患者の体力が衰えたときには、ＭＲＳＡでなくても、あらゆる細菌やウイルスが元気を出すわけである。

これは、実は老人医療で最も重要なことのひとつである。一般の人々は不思議に思うかもしれないが、老人は肺炎で死ぬ人が結構多い。肺炎なら抗生物質でなおるではないかと思うだろう。しかし、老人になるとわずかのことで肺炎を起こしやすくなる。肺炎を起こすと、抗生物質を投与しても、抗生物質がどういうわけか病巣に入らない。したがって抗生物質が効果を発揮しない。

これが老化現象の厄介な面ではあるが、いたしかたがないようにも思える。老化というのは、単に年をとることだけではない。人間が元からもっている抵抗力のようなもの、つまり免疫力のようなものも、年をとることによってぐんと低下してしまう。そこでわずかのことで死ぬということになるわけである。だからこそ老人を扱う機関は消毒は完璧に行ない、いやしくもMRSAに感染させる特別養護老人ホーム（特養）などは、特養の資格がないというべきである。

追記＝二〇〇六年六月にわかった事件だが、埼玉医大に入院していた患者六人が院内感染で死亡していた。多くの患者（年間一〇〇人ぐらい）から多剤耐性緑膿菌が検出されている。この種の事件は後を絶たない。

第10章　医師づくりの根本的解決策

「一県一医大」のスタート

一九七〇年頃の話である。当時、全国的に（とくに辺地で）医師不足で、医科大学を新しくつくれという主張がかなりの勢いになっていた。自民党などから「一県一医大」などという途方もない施策も主張されていた。

その頃、私はこの一連の動きに反対していた。「医師をふやすことは、国民にとっては選択の幅が広がるので必ずしもマイナスにはならないが、安易に医科大学をつくると、何十年か先には医師増によって困る事態が起きるし、医師がふえるために生ずる医療費増も大きいものになる。それとは別に、私立医大をふやすとヤミ入学金を多額に取っていることが社会問題になり、文部省は対応に苦慮するだろう」と主張した。

文部省の役人とも話をしたが、あまりよくわかっていなくて、理解を示してくれたのは当時文部省の政務次官だった河野洋平さん（現衆院議長）ぐらいだった。そして文部省の役人は「ではどうすればいいのか」というので、私は案を提示した。

私が提示したのは、旧制六帝大（北海道、東北、東京、名古屋、大阪、九州）と旧制六医大（千葉、新潟、金沢、岡山、熊本、長崎）がそれぞれ近い都市に教育病院をつくり、そこで臨床教育をする。基礎医学は基幹になる大学が行なう。たとえば岡山大学が高松に教育病院をつくり、岡山大学第二医学部の学生（八〇人）を募集して、一般教養と基礎医学は岡山で行ない、臨床教育は高松で行なう。もし将来、医師が余ったら第二医学部の基礎部分は廃止して、高松の教育病院は残すようにすれば、経費は少なくてすむし、高松にはレベルの高い病院が残る。そうすれば、だいたい十二大学医学部を増設することになり、医師不足には一応貢献できるという案だった。

この案について当時の文部省の役人は、第二医学部というのは第一と差がついてまずいというような理屈にならないことをいって、一顧だにしなかった。私のこの案は、戦時中の東大の第二工学部にヒントを得たものである。第二工学部は陸海軍の技術将校の養成もあって増設されたが、戦後は学生募集を停止し、第二工学部自体は生産技術研究所として発展した。

こうして文部省は自民党の「一県一医大」という途方もない案の実現のために狂奔し、同時にいくつかの私立医大も許可した。

このとき、私が腑に落ちなかったのは、当時の日本医師会の態度である。当時の会長は武見太郎さんだった。武見さんは新設医大には当初反対だった。彼は私に「医科大学はむやみにつくるものではない。戦時中につくった臨時医専の卒業生が、戦後の医師の犯罪史の大半に登場している」と言っていた。私もアメリカが一九二七年に医学校を二十以上廃止して、そこから当時世界一だったドイツ医学に追いつき、追い越した。医学校は一流でないと意味がないという話をした。

ところが、武見さんは豹変した。これは私のうがちすぎな観測かもしれないが、慶応大学医学部が自分の大学の〝植民地〟として北里大学を（のちに東海大学も）つくろうとし、武見さんに頼んだ。スジを通して毅然とした態度をとるのをモットーとしていた武見さんにもアキレス腱はあって、慶応大学と家族は例外だった。

かくして武見さんは北里大学のために〝変節〟したのではないかと私は思う。それ以後、新設医大に反対らしいことはひとこともいわなくなった。文部省も「武見日医会長も一県一医大に反対ではない」といっていたが、これを武見さんが知っていたかどうかはわからない。もし知ったら苦笑するほかなかったのではないか。

こうして一県一医大はスタートした。そのとき河野洋平さんは「私立医大の新設はできるだけ避けるようにしましょう。私のできることはこの程度です」と言っていたのを憶えているが、スジを通そうと努力しておられたことは私も感謝している。

一県一医大がスタートして約十年、私の予言どおりに新設私立医大で数千万円のヤミ入学金を徴収していたことが明るみに出た。医師には「なりたい人がなる」というのがいちばん正しい。それを高校教師が「おまえは成績がいいから医学部に行け」というのは大いなる誤りである。

まして「医師はもうかるから医師にする」に至っては言語道断である。しかし、世の中はよくしたもので、こうして私立医大に入って運よく医師になれても、医師は十数年前からもうからない職業になりはじめている。

こうして数千万円のヤミ入学金をとって入学しても、医師国家試験合格率が五〇パーセント以下という医学部もあらわれて社会問題になった。私立医大はどこでも多かれ少なかれ、国家試験に合格しそうもない学生は卒業させないという方法をとっている。にもかかわらず、卒業したものも国家試験に合格しない。

医師一人を育てるのに六千万円

次に出てきた問題が、数年前から議論が重ねられている医師増の問題である。これも昭和四十年代の前半に私は指摘したが、顧みられなかった。これは年金と同じで、特別のことがないかぎり予測できるものである。

むずかしいのは、医師の数はいったいどれくらいが適正なのかという数値がはっきりしないことである。新設医大が許可されはじめた昭和四十六年頃、「医師は人口一〇万人に一五〇人」といわれていた。特別に根拠のある数字ではなかったが、当時のアメリカがこの数字だったこともあって、この数字はしばらく〝一人歩き〟していた。

問題のひとつは、前提の置き方で数字はどうにでもなるということ、もうひとつは医師がふえすぎたとき、社会は、あまった医師を吸収できるのかどうかということである。

前者についていうと、たとえば「三時間・三分」といわれる社会現象があった。実際に待ち時間は三時間で診察時間は三分間というほどはやっている病院は、そんなに多くはないと思う。当時日本に九六〇〇の病院があったが、はやっているのはせいぜい三〇〇病院ぐらいだろう。仮にこの三〇〇病院で待ち時間を一時間にし、診察時間を十分にすると、現在の医師の十倍がこの病院では必要となる。

これらの病院で各科合わせて五〇人の医師が働いているとすると、五〇〇人の医師が必要で、三〇〇病院だと一五万人もの医師が必要となる。これは大きすぎる計算で、せいぜい現場の医師を二倍ぐらいにするのが〝関の山〟だと考えれば、わずかふやすだけでいい。よくはやっている病院も全国で三〇〇もあるかどうかわからない。

医師を必要とする職場にしても、多く見るか少なく見るかでまったくちがう。たとえばドイツのように医師が多いと、原則として救急車に医師が乗る市がふえてくる。あるいは製薬会社に勤務する医師がふえるということになる。しかし、世界中、いくら医師をふやしても、僻地《へきち》は依然として残る。人口の少ない僻地では医療が採算に合わないためである。

医師はふやしさえすればいいというものではない。たとえばブラジルでは、医学部の一学年の定員は六〇〇人である（日本は多くて一〇〇人）。したがって、系統解剖といって二人の学生が一人の死体を解剖するようなことはできない。そして卒業して国家試験に合格しても行くところがない。あぶれた連中は大量にタクシーの運転手になっている。これでは何をしているのかよくわからない。

一人の医学生を卒業させるためには、国は相当な金額をつぎ込んでいる。これは、卒業後、社会で医師が必要だから税金から出しているのである。タクシーの運転手がもし必要なら、せいぜい一カ月も訓練すればライセンスがとれるだろう。医学部のように六年間も勉強する必要はない。

日本の場合、一人の医師をつくるのにだいたい六〇〇〇万円ぐらいかかっているといわれる。いまは私立大学でも半分以上は国費が導入されているので、私立といっても半分公立なのである。

それでも医師はまだツブシがきくほうである。公衆衛生の分野や基礎医学者等は決して人材が豊富とはいえない。それに製薬会社にいる医師の数も欧米にくらべて少ない。これらに就職することは十分可能である。

この点、たいへんなのは、歯科医である。歯科医増のカーブは医師増のカーブより急峻である。そのうえ、歯科医は開業医になる以外にほとんど就職口はない。病院に歯科を設置しているところも少ない。公衆衛生分野の職場もほとんどない。医師会の幹部のなかには「まずパニックが来るのは歯科医だから、医師はそれから考えても間に合うのではないか」という人もいる。私はそれでは手おくれになると思う。

医師増対策としては、目下のところ、大学医学部の入学定員を一〇パーセント削減することが決まっている。これはかなり実行されているが、公立大学は十分でない。とりあえずは、こういうことで当分様子を見るという方法しかないのかもしれないが、根本的な対策をいま立てておかないと、結局は将来困るのではないかと思う。

あまり話題にのぼることはないが、医療費増という観点から医師増が近い将来議論されることになるのはまちがいないだろう。

卒後教育必修化案に文部科学省と大学が反対

医師をめぐる問題として、「どのようにして家庭医を養成すべきか」が議論の対象になっており、医師づくりにとってかなり根本的な問題である。この問題は、文部科学省と厚生労働省の間では長い議論がつづいていたが、厚生労働省の打ち出した卒後教育必修化案がやっと実現した。しかしいまでも大学医学部がほんとうは反対しているのが現状である。

一九九四年暮れに厚生省（現厚生労働省）医療関係者審議会臨床研修部会は、「卒後二年間の臨床研修を必修化し、研修内容の改善を図る。臨床研修病院を法的に位置づけ、指導にともなう経費を助成する。研修医にはアルバイトを禁止するかわりに生活を保障する」という中間まとめを行なった。これに文部省側が反発してきたわけである。

いまの医師づくりは、医学部（六年間）を卒業して国家試験に合格後、その八割は大学病院で臨床研修を受け入れている。しかし、その大半は医局に入って専門医的な医師としての訓練を受けるので、幅広く仕事のできる医師を養成しているのではない。これは現在の大学病院の医局中心主義に沿った考え方で、専門医を養成するのにはいい方法かもしれないが、幅広い一般医（GP＝ゼネラル・プラクティショナー）を養成しているとはいえない。

厚生省は、二年間の研修を義務化するとともに、内科、外科、小児科、救急医療、公衆衛生などを必ず研修させて、総合的な見識をもった医師を育成するよう改革した。

この厚生省の中間まとめに大学側は反対し、文部省（現文部科学省）の科学研究費により一九九五年五月に発足した「大学付属病院における卒後臨床研修の在り方に関する調査研究会」が十月末に公表した中間報告で必修化反対を打ち出している。この報告書は、①臨床研修はすでにほぼ全員が行なっており、法的に義務化するのは不適当 ②卒後研修、生涯教育には大学付属病院が中心的役割を果たすべきだ ③研修医の保険医資格の制限には研修の効果が下がるので反対する、としており、文部省と大学病院の側では独自に研修を改善するという姿勢を打ち出して反対してきたものである。

文部省や大学病院側が反対するのは、厚生省案を実現しようとすると、ヘタをすると「インターン闘争の二の舞」になるのではという不安、研修医を活用している病院では新たなマンパワーが必要になるということ、研修医のアルバイトを禁止するので、支払う手当や研修医の研修料を加えると一〇〇〇億円にもなるので、文部省にはとてもその財源はないというのが本音に近いだろうといわれていた。

卒後二年間のローテート制度

この議論は、どちらもそれなりの言い分があるようには思うが、ひとつ視点が欠けているのは、国民がどういう医師を希望しているのかということである。

医師は大学医学部のために存在しているのではない。大学教授の後任をつくることは大切なことかもしれないが、それはごく一部の医師の話である。国民の立場から見ると、医師はオールラウンド・プレーヤーであってほしい。それともうひとつは、ヒューマニズムに富み、献身的な人を望んでいる。さらにいえば、診察して、自分の手に負えないと判断した患者は的確に対応してくれ、大病院や大学病院に紹介してくれる医師が望ましい。

現在の開業医は、もともとは専門医になるコースを歩んでいた医師が、志とちがって開業医になったという人が多いように見受けられる。国民はそれでは困るのである。

私が言いたいのは、卒後二年間の研修で家庭医としての訓練を受けた医師が専門医になれば、それこそ鬼に金棒ではないかということである。

日本の医科大学のなかで、この研修制度を取り入れて十年以上も実践しているところがある。岡山県倉敷市の川崎医大である。この大学では、各科をきっちりローテートした医師は、①教授よりきっちり全身管理ができるようになる ②未経験の症例を診察して、学内のどの医師に診察してもらうのがいいかの判断力が教授よりすぐれたものになる、という結果が出ているという。

それと、この二年間ローテートする制度が行なわれるようになると、全医科大学が二年間、学生の募集停止をしたのと同じ人員削減になった。もちろん医師増対策としてやるのではない。やれば結果として医師削減になるということである。それに国民に安心感を与えるという大きなメリットもあった。

医師国家試験に工夫を

厚生省（現厚生労働省）は一九九七年から医師国家試験の内容、形式を改善し、臨床上必要な基礎的問題をふやすほかに出題形式も改めた。これまでの五肢択一形式（解答を五つ示してそのうち一つが正解）を改め、二つ以上の正解を選ぶ五肢複択形式を採用する。

また、内科、外科といった分野別に合格基準を設け、極端に苦手な分野のある受験生は不合格にする。さらに設問の選択肢のなかに、まちがうと患者の生命にかかわる項目を入れて、これをいくつも選んだ受験生は不合格にするといったことを導入した。

あるベテランの医師は、「いまの国家試験に合格した若い医師は、細かい知識を数多く断片的に知っているが、臨床医として基本的に知っていなければならない知識に欠けている人が多い。それと自分で考えたり、調べたりしようとする意欲に欠けている」と言う。

これは日本の教育の根本的な点にかかわるという側面もあるが、一部の医学部のなかには「国家試験に合格する」ことを大学の目的にしているところもある。いきおい、断片的な知識を頭に詰め込むことになりがちでもある。

総合的な知識をもっているかどうかをチェックするためには論文を書かせればよい。論文は採点に時間がかかり、試験官の主観が入るということで敬遠されがちだが、新設医大には次のような方法で論文を入学試験に採用しているところがある。論文は四〇〇字で二枚以内で書かせて、七人の審査員が採点する。大学側では、この七人のなかで最高点をつけたものと最低点をつけたものを除外して、残りの五人の平均点を出して他の受験生と比較する。これを医師国家試験にも採用したらどうだろうか。ひとつの提案である。

もうひとつは口頭試問である。これも七人ぐらいで試問して、どうしても入学させるな（医師にするな）という試験官が二人以上いたら合格させないといった方法も考えられる。

医師づくりの話になると、いつも出てくるが解決困難な問題に、医師の人間性ということがある。医学部教授と懇意になると、必ずこういう話題を提供される。

「医師（臨床医）になっては困るという医学生が結構いる。私の大学（国立Aクラス）では一五パーセントぐらいはいる。勉強はよくするし、成績もいい。しかし、これが医師になったら困るという性格の持ち主だ。たとえば、たいていの学生は嫌がって敬遠ぎみの系統解剖の授業などで、死体を切り開くときに、背中がゾクゾクとする快感に襲われるといった考えられないようなタイプの人間ですよ。これはどうにもならないのですよ」

こういう学生について医学部の教育が悪いという人がいる。しかし、それは教官に酷ではないだろうか。大学生にもなった者の性格を変えるなんてできるものではないだろう。これは小学校から中学校ぐらいまでの教育は多少関係があるかもしれないが、ちょっと見たぐらいではよくわからないのではないかと思う。

アメリカでは、医学部入試のさいには担当の教官が一人の受験生と四十八時間ぐらいいっしょに生活して、医師としての適性をテストする。こういうことをいうと、医学部教授に叱られるかもしれないが、私は医師という職業が、いまのような秀才でなければならないとは思えないのである。

終戦までは、旧制高校の理科でよくできる秀才は、たいてい理学部の物理（ときに数学）や工学部の航空学科に行った。とくに行くところのない人が「医者にでもなったら」といわれて医学部へ行ったという。戦時中はかつての旧制六医大などでも定員に満たないことが多く、高等学校の文科からでも入れた。そういう大学は○○文科医科大学と揶揄《やゆ》されていた。しかし、文科から医学部を出た人のなかには人間性豊かな人が多く、社会的にも成功している人がいるし、医学部教授になった人もいる。

私は、いまのように秀才（ほんとうの秀才かどうかはわからないが、少なくとも学校秀才、偏差値秀才ではある）が医学部に入るのではなく、どうしても「医者になりたい」人だけが医学部に行くようにすれば、ずいぶん変わると思う。医者はもうからなくなったので、数年のうちにそうなるだろう。

追記＝二〇〇四年から医学部を卒業して医師国家試験に合格したものは、二年間、家庭医として必要な内科、外科、婦人科、小児科、救急、公衆衛生などの各科をローテートして勉強しなければならなくなった。このため、かつてのように大学医学部の医局に入って勉強するより、一般病院を選ぶ傾向になってきている。これによって問題はかなり改善されつつあるといえよう。

第11章　「名医」はどこにいるのか

人間には個体差がある

私のような仕事をしていると、「誰かいい先生はいませんか」と依頼されることが多い。私はその人を個人的に知っている場合にかぎり紹介することもあるが、見ず知らずの人から頼まれた場合は原則として断わることにしている。

それというのも、医師と患者というのは相性のようなものがあると思われるからだ。いくらいい先生だと思っても、うまくいかないことも多いし、どういうわけか、名医を求めて歩くタイプの人、とくに大企業の重役夫人などはわがままな人も多く、これまで好評だった先生に診てもらうと、いろいろと欠点をあげつらう人もいる。

だから、患者のほうの性格をよく知っている人でないと紹介できないので、なるべく断わるようにしているが、どうしても紹介しないと具合が悪い場合には、あまり気は進まないが、ご紹介することもある。

そういう場合、いつも私の脳裏に浮かぶのは「名医」という言葉である。名医というのは現代でもいるのだろうか。いつになったら日本から名医という言葉がなくなるのか。あるいは名医はいつまでたってもなくならないし、社会も必要とするのだろうか。いろいろと考えさせられる。

医師の世界では、「名医という言葉があるかぎり医学は科学ではない」といわれる。つまり、名医といわれるような〝裁量〟があるうちは、医学は科学とはいえないというわけである。

心臓移植も、やがては遺伝子組み換えも行なわれるような現代医学が、どうして「科学」といえないのか疑問に思う人も多いだろう。しかし、医学というのは、他の科学とはちょっとちがう面がある。

私たちは、衛星船が月の裏側を飛んだりすると、はっきりと「科学の勝利だ」と思う。しかし、ガンの手術がうまくいった場合、科学の勝利とはいわない。「あの先生の手術はうまかった」とか「うまくいった」という。

人工衛星は、数学や物理などのサイエンスによって科学的に裏打ちされたうえで宇宙を飛んでいる。そこまではきっちりと科学的に組み立てられている。だからジェット機と同じように「落ちるはずがない」のである。落ちたとすれば、それは事故なのだ。

ところが、人間を相手にする医学はちがう。科学は、人間がなぜ生物として生きていて、どのように生活しているのかを十分に解明していない。だから、いくつかの医学上の発見や成功は、すべて生命のなぞを解くひとつのカギであったり、その一過程にしかすぎない。人間の生も死も、まだ解明されていないのだ。

心臓移植だって、やってみたら、たまたまうまくいったということで、レシピエント（移植患者）の拒絶反応のようなものもよくわかってはいない。だから、心臓移植に成功しても、何年生きられるかという保証も予測もつかないわけである。

人工衛星のほうは、はっきりとしたことの積み重ねによってつくられているから、少なくとも現在宇宙を飛んでいるレベルまではすべて解明されたうえで成立しているものである。これに反して医学のほうは、もともとよくわからないものを相手にして行なっているのだから、いきなり〝名医〟とか〝名人芸〟のようなものが登場してくるのは当然だともいえるわけである。もしも、人間のメカニズムが解明されたら、「名医」というのはおそらく姿を消すだろう。

人間が機械とちがう大きな点は、人間には個体差があるということである。数学や物理には個体差がない。しかし、人間は体重六〇キロの人といっても千差万別だし、各臓器の体力もみんなちがうし、アレルギーに至っては複雑怪奇である。これをただ「人間」として均一のものと考えては医学は成立しないし、病気もなおせないだろう。極端にいえば、ひとつの病気は人間の数だけ種類があるともいえるわけである。ここに医学のむずかしさとともに、医学の醍醐味のようなものもある。

さらに問題をいっそう複雑にしているのは、人間自体が自然治癒力をもっているということである。機械の場合は、故障すればそれを取り替えるか、修繕するしかない。ところが人間の場合は、病気になっても、本来からだのほうでそれをなおそうと努力をする。

私たちの周りにも「医者いらず」といわれる人がいる。病気にならない人である。しかし、これは自然治癒力の高い人で、まったく病気にならないのではないと思う。

名医にも誤診は避けられない

医師の診断力というものが、はっきりあらわれる現象として「診療過誤」がある。

日本では「名医中の名医」といわれていた冲中重雄博士(故人)が東大教授を退官するときの最終講義で「私の東大教授在職中の十六年間の誤診率は、一四・二パーセントだった」と発表し、関係者だけでなく一般の人にも大きなショックを与えた。なにしろ、冲中先生のような名医には誤診などほとんどないと考えていたのに、一四・二パーセントも誤診があるのかと驚いたわけである。それとともに冲中先生のような医師が一四・二パーセントもあるのなら、他は推して知るべしとも思ったわけである。もっとも、学会内では「さすが冲中先生だけあって少ないものだ」と逆に感心したものである。

冲中先生のいう誤診とは、自分が診断をつけて、その患者が死んだあとで病理解剖してみて、その解剖結果とちがったものを誤診としている。たとえば、冲中先生が肝臓ガンと診断したとする。患者がなくなったあと病理解剖してみて、たしかに肝臓ガンであっても、その肝臓ガンがからだの他の部位（たとえば胃や肺など）のガンが転移していたもので、いわゆる原発性の肝臓ガンでなかった場合は、誤診にするというきびしい考え方なのである。

もちろん、ひとくちに誤診といっても、いろいろとある。大別すると次の三つになる。

①医学がまだそこまで解明していないために起きる誤診。
②施設・設備等がまだ不十分なために、あるいは技術が不十分な場合に起きる誤診。
③不勉強や、十分に注意しないために起きる誤診。

このうち、①については、いたしかたないことだろう。しかし、②と③についてはいろいろと問題がある。とくに自分の診療機関で処理がむずかしいと思ったときには、その患者に十分に対応できる診療機関に紹介すべきである。その紹介をうまくするのも名医の条件のひとつだと思う。③は完全に人為的なミスである。ただ、実際には「誤診ゼロ」というのはありえないことである。医学が解明していなくて、うまく診断がつくこともあるし、解明していてもうまくいかず、結果として誤診ということもあるだろう。

臨床検査・チーム医療で名医が消えた

今から四十年くらい前から内科では「聴診器の時代は去った」といわれはじめていた。つまり勘の診断から臨床検査時代に変わっている。

ところが、この臨床検査の数値というのは、ずいぶん改善されてはいるが、それでも検査機関によってかなりの誤差がある。いくつかの調査によるとビリルビン、血糖値、コレステロールなどは差がかなりあるとされている（現在はかなり正確になった）。

この場合、検査の数値を見て「これはおかしい」と判断する能力がある人は、やはり名医というべきだろう。臨床検査の数値の不確かさを見破れというのは無理な注文かもしれない。しかし、検査数値や病状だけを見るのではなく、病人全体を診ている医師は検査数値の誤りを見抜くかもしれない。これをあらゆる医師に求めるのは無理があると思うが、臨床検査だけで診断しようとするのは問題があるわけで、こういう身体の状態のときには、こういう検査数値は出ないという勘のようなものが働くことは十分にあるのではないか。こういう勘の働かせ方をする医師は名医といえるのではないかと思う。

「名医」といわれている医師は多かれ少なかれ、一定以上の経験をもっている人が多い。医師は、数学者や物理学者のように若いときから天才的なひらめきがあって、それで頭角をあらわすという人は少ない。基礎医学の研究ではそういう人もいるが、臨床医にはいない。臨床医という仕事は、ある程度、経験の積み重ねである。これは外科医の世界では最も顕著である。表現が妥当でないかもしれないが「外科医の能力は何人殺したかに比例する」とさえいわれている。

名医という言葉のなかには「名人芸」というニュアンスがあった。昭和三十年代までは外科医の名医もいた。戦前には「虫垂炎（盲腸炎）を七分三十秒でやる」といわれた外科医もいた。その頃は、傷口が外気に触れなければ、それだけ術後の感染症を防げたというメリットもあった。むずかしい食道ガンの手術を昭和の初めにした、いわゆる「快刀乱麻を断つ」たぐいの外科の「名医」もいた。

しかし、現在では麻酔の発達、抗生物質の開発、輸血の進歩によって、外科手術は何時間でも開頭、開胸、開腹できるようになった。長い時間麻酔をかけ、出血はすべて輸血でおぎない、抗生物質で菌の感染を防ぎ、場合によっては二十時間以上も手術することができるようになった。しかし、こうした大がかりな手術はチームでないとできない。チームからは「名医」は生まれない。

このように病院の外科などでは、現在は名医といわれる人たちは誕生しにくくなっている。内科は診断形式が臨床検査に偏る傾向がある。しかしそれでも名医が生まれるとすると、外科より内科のほうがその余地があるように思う。

現在の日本の大学医学部は、アメリカのように臨床の教授が教育と研究に分かれていない。すべて一人の教授が研究も教育も診療も行なっている。日本で「名医」といわれる大学教授の場合（これは主としてマスコミでいうのだが）、研究業績の立派な人が多い。しかし、研究業績がすぐれているからといって、イコール臨床の技術がすぐれているとはいえないケースも結構ある。

ではいったい、名医とはどういう人をいうのだろうか。日本の「心臓外科の父」といわれた東京女子医大教授の榊原仟《しげる》博士が私によく言っていたのは「名医というのは冲中重雄博士から専門の神経内科を除いたような内科医のことだ」という話だった。榊原先生が繰り返していっていたもうひとつの話は「専門医というのは碁盤の目のひとつだけをやっているようなもので、幅広く役立つものではない。ロレックスしか修繕できない時計修理士のようなものだ。いまの社会は専門医偏重主義で、非常に苦々しいことは、専門医のほうが家庭医よりえらいと思う風潮だ。医師がそう考えているのは大きな誤りだ」ということであった。

この二つの話を合わせると、「名医は家庭医にあり」ということになる。

医師に求められる人間性の豊かさ

では、具体的に名医というのはどういう医師を指すのだろうか。私は名医の第一の条件は、人間的にすぐれていること、第二には医師と患者の人間関係をもつことにすぐれていること、第三には医師として不断の努力をしていること。この三つであると思う。

だから、名医は大学教授でなければならないということはない。辺地の寒村で一人黙々と診療をつづけている医師のなかにもいるだろうし、具体的にいえば、アルバート・シュヴァイツァー博士も名医といえるのだろう。

それでは人間的にすぐれていて、人間関係がよく、努力していたら、診療過誤をしても名医なのかという反問もあるかもしれない。現代医学が解明していない面の誤診はいたしかたないとして、自分の能力や自分の施設では手に負えない患者が来たときには、しかるべき診療機関に紹介する労をとってくれるのが名医である。さきにもちょっと触れたように、紹介することも名医の条件なのである。なおらないのに患者を抱え込んではいけない。だから、名医というのは案外、私たちの周りにもいるかもしれない。

名医も時代とともに変遷しているといえるのではないか。かつては「目立つ医師」が名医だった。戦後は、優秀な研究者が名医といわれたこともあった。そして現在では、ソフトな感じの医師で人間性が豊かで、患者放れのいい先生が「名医」といわれている。そして、いつの時代でも、ずっと名医の条件でありつづけてきたのは、人間性豊かであるということである。

さきにも触れたが、いまの教育制度で、とくに高校教師が進学指導で「おまえは成績がいいから医学部に行け」といっているあいだは、名医は減るばかりではないかと思う。しかも、高校教師のステイタスが卒業生のなかから何人医学部に入れたかということで決まっているから、医学部には秀才は入学するが、人間性豊かな人間が進学するかどうかはわからない。

かつて医師は「名誉ある自由人」だった

かつて「医は仁術」といわれた時代があった。明治から昭和十年代、つまり終戦くらいまでである。その時代の医師のなかには、貧乏人からは金をとらず、まさに仁術をほどこした医師もかなりいたのではないかと思う。そのかわり金持ちからはかなり請求したようだ。

そして、一方では「名誉ある自由人」という姿勢をもっていた。名誉ある自由人というのは、なにものにもわずらわされず、自己の信念を貫き、自己の職業としてのプライドを傷つけないために、不断の研鑽をするというものである。

この時代には、少なくとも今よりもずっと名医は多かったのではないか。当時は名誉ある自由人の象徴として名医というものが生きていたのだと思う。

いまでも地方に行くと、この名残のような名医に会うことがある。患者の信頼を一身に集め、朝、晩に読書をして、昼間はみっちりと診療に従事し、悪路もいとわず往診する。このタイプの医師は減りつつあり、探すのがたいへんだとさえいわれるようになった。

いまの医学教育は極端な詰め込み教育である。専門過程四年間の授業時間数は四六〇〇時間もある。これは文学部の二倍だといわれている。医学が日進月歩で、それだけ情報がふえるので、授業時間数がふえるのはやむをえないと思うが、それにしても、いまの医学教育では考える時間が生まれてこない。考える時間がないと名医は生まれないのではないか。

こう言っては叱られるかもしれないが、いまの若い医師は「安物の医学用コンピュータ」のような気がしてならない。そして若い医師には名医否定論の人が多い。「コンピュータにデータを打ち込めば、教授でも医局一年生でも同じ結果が出るようになりますよ」と言う人が多い。

そういう傾向は否定しないが、もしもそういう時代が来るのなら、そのときには「医学部」の存在価値はなくなって「工学部医学科」でよくなるのではないか。いまの医師がそれを希望しているとは私には思えないのだが……。

医療の姿が変わるようになった原因のもうひとつは、健康保険制度の普及である。健康保険は「医療の社会化」という歴史的な必然性があるので、これを否定するわけにはいかない。しかし、健康保険は経済的な枠（制限）があるもので、これはさきに説明した「名誉ある自由人」とは基本的に対立するものである。ここをうまく調整する必要があるのだが、なかなか名案はない。世界各国で医師会と社会保険を管轄する省庁が対立していない国がほとんどないのはそのためである。武見太郎元日本医師会会長が最後まで厚生省（現厚生労働省）と対立したのは、名誉ある自由人と健康保険との水と油の一線の戦いだったともいえよう。

人間の能力を引き出すのが名医

日本だけがそうではないが、日本の健康保険の点数表の決め方は、戦後ずっと技術を評価せずにモノに重点を置いてきた。また、医療行為を細かく分けて評価したこともあり、数年前までは「できるだけ患者をたくさん診て、検査を多くし、多量の薬剤を投与することによって医療収入が上がる」ということになり、診療自体も名医からは程遠い医療になった。わかりやすくいえば、仁術から算術になったわけである。

もっとも、このところは、点数単価方式が医療費の膨張に輪をかけたこともあって、「まるめ」といわれる包括化が行なわれるようになり、かなり状況が変わってきている。

いずれにしろ、戦後の医療は、医療にとって最も重要な医師と患者の人間関係を希薄にしたといえる。

国民の側も、こういう医師側の態度も含めて医師への尊敬を失いはじめている。もとより、職業に貴賤はないのだから、医師だけが特別に職業として尊敬されるのはおかしいということは理屈としてはいえるが、まったく人間関係がないまま診療を受けた場合には「なおりが悪い」ということも起きるのではないか。少なくとも「ウマが合う」程度の人間関係は、医師と患者の間では必要と思う。

さきに触れたように、医師の世界にも社会にも「名医不要論」というのがある。しかし、医学がいくらサイエンスに近づいても、どうしても科学では理解しがたい問題というのは残るのではないかと思う。第13章で紹介する「プラセボ」のようなものは、なかなか解明には至らないのではないだろうか。あるいは自然治癒といったこともある。

名医というのは、こういう人間のもっている不思議な能力を引き出すことができる医師なのかもしれない。

第12章　薬をめぐる、あまりに多くの問題点

副作用のない薬は効かない

二十世紀の医学を書き換えた「功労者」は、誰の眼から見ても「薬剤の開発」である。ペニシリンの発見・開発以来、「ほんとうに効く薬」が次々に登場して、肺炎、結核、赤痢などの伝染病が順次解決されていった。それだけではなく、降圧剤、胃潰瘍薬、麻酔薬なども画期的なものがあらわれた。まさに「薬の世紀」だったともいえる。

しかし、近年、医療の世界で最も大きな問題を抱えているのは実は薬剤である。

少し不思議な感じもするが、とくに日本には薬をめぐる問題があまりにも多いように思う。それは製薬企業が抱えている技術の問題というより、むしろ「薬務行政」に問題があるといったほうが正確であろう。この薬をめぐる問題点を順番に考えてみよう。

製薬業界では「夢の薬」といわれ、ほとんど実現しないだろうと思われていた性的不全治

療薬「バイアグラ（ファイザー製薬）」が一九九八年四月アメリカで発売許可になり、発売許可後から爆発的に売れ、七月上旬までで四億ドル（五六〇億円・出荷額）を超えた。

このバイアグラという薬は画期的な薬と評価されている。なにしろ、性的不全が治療される薬ははじめてのものだし、飲み薬であることも簡便である。しかし「よく効く薬は必ず副作用がある」といわれるように、このバイアグラは血圧を低下させる作用があり、心臓病治療薬ニトログリセリンなど硝酸系の医薬品との併用を避けるよう警告している。この薬は、医師の処方がないと服用できないが、すでに治験段階で三〇人の死者が出ている。

日本でも、この副作用による死亡者が早くもあらわれた。厚生省（現厚生労働省）は同年七月十五日、バイアグラを使用した六十歳代の男性が七月上旬に急死していたと発表した。この男性は高血圧、糖尿病、不整脈の治療中で、バイアグラの注意書きで併用が禁じられているニトログリセリンを使用していたという。厚生省は「安易な服用は控えるように」と訴えている。

日本での認可は一九九九年一月。日本で許可される前に、どうしてバイアグラが手に入るのか、ちょっと不思議に思われるが、ツアーでアメリカに行って、アメリカの医師の処方を受けて購入するという「バイアグラ・ツアー」に参加して手に入れる方法もあるし、個人輸入やインターネットによる購入もあって、これらは取り締まりの対象になっていない。厚生労働省医薬安全局の監視指導課は、インターネットによる広告の取り締まりの指導を徹底するように都道府県に通知している。

薬というのは、誤解を恐れずにいうと、人間のからだにとっては〝毒〟だといってもいい。だから、端的にいえば、飲まずにすむのなら飲まない（注射なら打たない）ほうがいいのである。

しかし、薬は病気の原因や病状に的確に効果を示すこともある。なかには特効的に効く場合がある。戦後の医学を書き換えたと評価される「ペニシリン」の発見と開発は、化膿性疾患に特効的な効果を示した。しかし、このペニシリンも「ペニシリン・ショック」と呼ばれる副作用があらわれる。ペニシリンにつづいて開発された結核の特効薬の「ストレプトマイシン」も、副作用として聴覚障害を起こし、ときに耳が聞こえなくなるケースがあることもわかった。

一般的にいって、「よく効く薬は副作用が強い」ともいわれている。なかには「副作用のない薬は効かない」という人もいる。

だから、医師は投薬するときに、効果と副作用を天秤にかけて、効果のほうが大きいと判断したうえで投薬するのがルールである。とくに重要なことは、この天秤にかけて判断するということである。死ぬかもわからないというのは副作用の中でも最大のものである。避ける（この場合は投薬しない）のが当然である。

日本でバイアグラを服用して死亡した六十歳の男性は、一錠を服用し二時間二十分後に死亡したという。この男性の場合、勝手に手に入れて服用したものと見られている。医師の処方を必要とする薬剤を勝手に入手できるのも問題であるが、日本のように薬を十分に確かめずに安易に飲む人が多いということにも大きな問題がある。

安易に薬を飲む日本人

日本人が薬を安易に飲むというのは、医療の構造の面からの問題もある。私がいつも不思議に思うのは、日本人の多くは、自分が医者からもらって飲んでいる薬が、どういうことに効果があり、どういう副作用があるのかも知らずに飲んでいることである。

「日本人はパソコンのマニュアルはよく読むが、薬に添付されている効能書きはまったく見ない」といわれている。市販の売薬を買っても、びんに書いてある「一日×錠、食後×回」というところしか見ない。それが危険なことであるという認識がない。おそらく先進国ではこういう国民はいないのではないか。

その理由は、率直にいって、医師が説明しないというのが第一である。つまり、インフォームド・コンセント（説明して患者が納得する）をしていないということなのである。これは非常に危険なことである。

医師が投薬するさいに「この薬はこういう効果があるが、同時にこういう副作用が起きるかもしれない」ときちんと説明していれば、患者が服用していて副作用が出るとすぐに気づく。ところが、何の説明もなく、適当に飲んでいて副作用が出た場合、患者は「別の病気になった」と思ってうろたえる。

もうひとつの理由は、日本は医薬分業が十分に進んでいないことだ。医薬分業が進展したとはいわれているが、それでも全処方の五〇パーセントにはなっていない。日本には「医薬分業は二度手間になるので厄介だ」という反対論もあるが、欧米には「医薬分業」という言葉もない。それぐらい、医薬分業は当然のこととされている。

医薬分業にすれば、薬剤師も薬を患者に渡すときに、いろいろと説明する。ふつうは医師の説明は病気との関係が中心になり、薬剤師の説明は薬自体への注意や飲み方などが中心となる。日本のように医師が何の説明もせず、医薬分業が行なわれていないということになると、薬は非常に危険な飲まれ方になっているといわざるをえない。

第三には、日本の医療界には依然として「パターナリズム（父権主義）」の雰囲気が強い。パターナリズムは「俺についてこい」という方式で、パターナリズムの医療は先進国では日本だけの現象だが、このパターナリズムは日本人には比較的合っていた面もある。一昔前の日本人は「俺についてこい」といわれると唯々諾々として従う人が多かった。自分で考えるより命令に従ったほうが楽だという考え方も日本人にはあったように思う。これからは、こういう考え方をする人は減っていくだろうが、現在でも五十歳以上の高齢者のなかには、パターナリズムに抵抗を感じない人がまだ多くいると私は思う。先進国のなかで、最も薬の知識をもっていないのが日本人なのではなかろうか。

こういったこともあって、日本人は安易に薬を飲むという傾向がある。これには次のようなエピソードがある。

最近の話だが、大学病院や大病院に行くと、張り紙や電子掲示板などに「錠剤、カプセルは包装シートから取り出して服用してください」と〝警告〟している。これは当たり前のことで、錠剤やカプセルの包装シートのまま飲むバカでもいるのかと不思議に思って関係者に聞いてみたら、意外な返事が返ってきた。

「いや、その包装シートのまま飲んで大騒ぎになり、食道の手術をして取り出した人がいるのです。しかもそれは私立医科大学の耳鼻咽喉科の教授だったんです」

私は驚いた。いくら「医学部教授は自分の専門の病気で死ぬ。ただし、婦人科と小児科は別」といわれているからといって、薬を包装紙のまま飲んで食道の手術をする医者がいるとは！　いかに日本人が無批判に考えずに薬を飲んでいるかを象徴しているような話である。

おそらく当の教授は「ついうっかり口に入れた」と言うだろうが、いかにもと思わせる話である。

「薬には必ず副作用がある」というのは、「アスピリン」のように百年以上の歴史をもち、鎮痛、解熱に卓効があるとされている薬でも「胃を荒らす」という副作用がある。アスピリンは周知のように大衆薬である。医師の処方せんを必要とせずに買える。そういう薬でも副作用がある。

副作用といっても、単一の薬剤による副作用ばかりではない。専門家の間で「タブー(併用禁忌)」といわれている現象がある。単独で用いたときには何の支障もないAとBという薬剤を同時に使用すると、強い副作用が起きるというのがある。バイアグラで死者が出たケースもこのタブーといわれているものだが、医師が処方をするときにタブーを知らないこともあって、薬剤師に指摘されてタブーの被害から逃れたケースもある。医薬分業のメリットはこういうところにもある。

ちょっと皮肉な言い方をすると、戦前には効果のある薬はほとんどなかった。したがって、副作用のある薬もあまりなかった。だから適当に飲んでも被害はなかったともいえる。明治以前は漢方薬で、比較的副作用が少なく(漢方薬には副作用がないというのはまちがいである)、被害が少なかった(ほとんどなかった)と思われる。

大量投与が招く薬害事件

日本は、大量の人が被害を受ける「薬害事件」が非常に多い。個人的な副作用はどこの国でもあると思われるが、それが大量に被害者が出るのは、どこかに問題があると考えざるをえない。日本の場合、その原因はいろいろあると考えられる。そのひとつは、日本の健康保険制度では、薬を投与するほど医師の収入が上がるという方式になっていることがまずあげられる。

日本の現行の薬の支払い方式は、健康保険ですべての薬に値段がつけられ（薬価基準）、使われた薬は薬価基準によって支払われるしくみになっている。ところが、この薬価基準と実際に支払われる値段の実勢価格との間には差額がある。これは薬価差益といわれるが、かつてこの薬価差益が一兆三〇〇〇億円もあった（現在は数千億円以下といわれている）。

このことは、医師は薬を出せば出すほど収入が上がるということになり、大きな問題点とされてきた。もっとも、診療側の日本医師会は、この薬価差益を「潜在技術料である」として、支払い側（健康保険組合連合会など）と対立してきた。

薬価差は、かつては薬代の二〇パーセント以上あったが、徐々に縮められる傾向にあり、やがては一〇パーセントに落ち着くとされている。しかし、基本的に診療報酬は制度として投薬を多くするほど収入が上がるしくみになっている。

近年、これにメスが入れられ、包括制・定額制が採用されて、大量投与が避けられる方式に改められつつある。それと薬価基準をどんどん下げている。薬価基準はこの十年間に約半分に下げられた。

しかし、製薬会社は新薬の薬価基準が高く設定されることをねらって、次々に新薬を申請し、それが許可されると、医師はその高い新薬を使用する。日本で新薬を許可された薬のなかで、日本以外の外国で許可されているのは三分の一以下しかない。

日本の国民医療費は現在、年間約三一兆円だが、そのうち薬剤費は七兆円（約二三パーセント）にも達している。いろいろな意見や見方はあるにしても薬剤費のウエイトが少ないとはいえないだろう。

「こんなに薬を飲んでも大丈夫か」と思うのは私だけではあるまい。実際に診療を受けると、たいした病気でなくても、結構な量の薬が投与される。大きな袋がないともって帰れないぐらい薬が出される。

二、三年前だが、内科の教授数人に「これだけ薬を飲んで大丈夫か」と聞いてみたことがある。胸を張って「大丈夫ですよ」と答えた教授はいなかった。「処方している薬の大半は副作用の少ないものだから大丈夫でしょう」という答え方をした先生が多かった。なかには「いや、日本人は賢いから薬害が出るほど飲みませんよ。勝手に捨てていますよ」と言った教授もいた。いかにも無責任という感じもしたが、現実の大量投与は認めていたわけである。

一般に薬害事件と呼ばれているのは、正しくは副作用被害事件という。医薬品の副作用をめぐって起こされた訴訟については、巻末に主な事件を紹介した。裁判になった多くの事件は和解が成立したものが多い。被告になっているのは、主に製薬会社と国であり、医師が被告になっているのは少ない。それと医師は被告からはずされている「スモン裁判」のようなものもある。

スモンの場合は、医師を被告にすると、カルテが原告側の手に入らないということから医師を被告から除外した。これは裁判の戦術かもしれないが、私は腑に落ちない。

それというのも、スモンの原因とされているキノホルムという薬剤は、昔から存在していた下痢止めで、定評があるために局方薬（薬事法に基づく「日本薬局方」に収載されている薬）だった。局方薬が薬害の「犯人」だというのはちょっと理解しがたいことだと思うが、その後の調査によると、局方薬としての規定の量の処方しかしていないのに、スモンを発生した人はほとんどいない。

スモンになった人の多くは、規定の量の数十倍から百倍も投与されている。これは明らかに医師の大量投与である。だから、被告に医師を加えるべきだったと思う。もちろん、仮に大量投与にしても製造責任があるかどうかが争われれば、問題はもっとはっきりしただろうと思う。

副作用の強い薬が問題

一九九四年に起きた「ソリブジン事件」というのがある。ソリブジンという薬は、ヤマサ醤油が開発し、薬の卸業者である「日本商事」が臨床テストをして許可をとった薬で、帯状疱疹には劇的な効果を示し、これまでのウイルス剤とは比較にならないもので、薬そのものは画期的だったといってもいい。

ところが、このソリブジンは、抗ガン剤のフルオロウラシル系薬剤を服用していた場合には相互作用を起こし、一五人もの死者を出した。ソリブジンは臨床テストの段階で、フルオロウラシル系の抗ガン剤を服用している人に強烈な副作用が起きたことを報告している。

このソリブジンのタブーは、フルオロウラシルというガンの薬である。本人にガンだという告知をしていないケースが日本には多い。患者にはフルオロウラシルという抗ガン剤を投与されているという認識がない。そこへソリブジンを投与されるということになりやすい。ここに恐ろしさがある。

ところで、この副作用問題を知っていたと考えられる日本商事の社員が自社株三〇万株を売り抜けていた。まさにインサイダー取引（企業内部の情報を知り得る立場の人が情報の公開前に株式の売買を行なう行為）である。私はこのインサイダー取引をした社員が五〇人もいると聞いて、「道義、地に墜つ」と思った。製薬会社の人たちは、もっとプライドをもってほしい。ソリブジンは悪い薬ではない。フルオロウラシルを投与されている人に投与しないようにすればいい。その努力を放棄してインサイダー取引に走るのは、製薬会社社員として失格もいいところである。

もうひとつ強烈な副作用の薬を紹介しよう。一九九四年に抗ガン剤「塩酸イリノテカン」というのが登場した。ヤクルトと第一製薬が共同開発して販売していたが、効果が大きいために世界的に注目されていた薬剤である。

ただ、副作用が強く、治験段階で二〇人の死者が出たため、当初、医師や病院を限定して使用させた。しかし、発表後の半年間に一一人が死亡している。半年間に四六一人に投与され、副作用は六五例報告されている。

塩酸イリノテカンの副作用は、白血球数の減少を招く骨髄抑制や下痢などで、警告書は、ガン治療の専門医に限って使用を認め、血液検査を継続的に実施するよう求めていたが、死亡した患者への投与にさいして、血液検査をしていなかったり、十分な経過観察をしていなかったケースが多く、なかには別の抗ガン剤の投与によって白血球数が減少しているのに気づかず、塩酸イリノテカンを投与して重症に陥ったケースもある。

塩酸イリノテカンの副作用問題は医師の注意義務違反だとされた。それはそのとおりかもしれないが、こんな副作用の強い抗ガン剤を認可すべきなのだろうか。抗ガン剤だけでガンが全治したという例はない。だとすれば、これだけ副作用の強い薬を投与しても、結局は死ぬわけである。

それなら、こんなに副作用の強い薬を投与する必要があるのだろうか。これは純粋に医学からだけで考えるのではなく、患者のＱＯＬ（生活の質）から考えての話だが、薬効がサイエンス以外のもので評価されてはいけないのだろうか。

ただ、全体の傾向としては、効果は高いが副作用も強いという薬が主流になりつつある。これは、医師が投与のさいによほど注意しないと危険なわけで、アストラゼネカ社の「イレッサ」のような薬は、今後もっと増えるだろう。

第13章　「プラセボ現象」の謎

戦後、次々と特効薬が登場

二十世紀後半の医学の発達は、医学の歴史を書き換えたとさえいわれている。そのなかでも最大の功績を残したのは、抗生物質を中心にした薬の開発であることに異論を唱える人は少ないだろう。

なにしろ、二十世紀前半までの薬剤というのは、そういっては悪いかもしれないが、効果のある薬は少なかった。だから、戦前の医師は、いまの医師のように投薬しなかった。たしかに薬は存在していたけれども、効果は疑わしいというのが多かった。

戦前から戦後にかけては結核の全盛時代だった。結核に効くという触れ込みの薬はあった。「A・O（アー・オー）」とか「ヤトコニン」などというのがあった。私も肺門淋巴腺炎《はいもんりんぱせんえん》（つまり結核）になってこういった薬の投薬を受けた。たしか一本三円以上（当時のサラリーマンの初任給が五十円）で、週に二〜三本打ってもらったが、効果はまったくなかった。

戦後になってストレプトマイシン（ストマイ）が登場した頃、結核の専門医であったI博士は「ストマイ前の結核の薬は〝山師の花園〟のようなものでしたね」と言っていたのを思い出す。

この〝山師の花園〟へ、ほんとうに効くペニシリンをはじめ、ストマイ、カナマイシン、クロロマイセチンといったものが登場したのだから、人々も驚いたが医師はもっとびっくりした。「薬はほんとうに効くのだな」と医師同士が驚きの会話を交わしたものである。

肺炎や結核で死ぬ人が激減した。結核は昭和二十六年頃は死因のトップだったが、年々下がっていき、死因のトップからどんどん転落していった。そして昭和四十年代には、死因のベストテンから姿を消した。それにかわって成人病、ガンや心臓血管系の病気が死因の上位を占めるようになり、現在では、ガン、心臓病、脳卒中の順となっている。これは奇《く》しくも、特効薬のない病気が死因の上位に並んでいるともいえる。

ただ、結核による死亡率が急激に下がり、患者も激減したのは、多くの人はストマイなどの特効薬の開発が原因と考えているが、実際はそうではないようだ。これを指摘したのは、ロックフェラー研究所のルネ・デュボス博士で「生活改善、とくに食生活の改善によって、日本の結核は激減したのだ」という（80ページ）。

もちろん、デュボス博士のいう食生活の改善が大きな原因であるにしても、現実に、放置すれば死ぬ危険性の高い結核患者が全治して健康に生活できるようになったのは、明らかに特効薬のおかげであることもまちがいない。

さて、実際に効く薬が登場したことによって、薬の効果判定が厳重になり、確立された。それは動物実験で催奇性のテストを加えられたこと（サリドマイド系睡眠薬の事件以降）とともに、臨床テストでプラセボ効果といわれる現象を除去しないかぎり正式なデータとして認めないということになった。このプラセボ（偽薬）効果は、現在の臨床テストでは、それを除去しないかぎり、薬として認められないというのが常識になっている。

このことは薬効判定がより科学的に行なわれることになったわけで、いわば当然の成り行きということができる。あいまいな人体への影響を薬の効能として認められないというわけだから、それだけ進歩したのだということができる。

一九七〇年頃に日本の薬を強く批判した医学者・薬学者が拠りどころにしたのは、当時販売されていた薬の効果の大半は、このプラセボであるというのであった。

プラセボ効果というのを、もし医学・薬学的に認めるとすると、少なくとも、いまの「科学」という概念には反することになる。しかし、このプラセボ効果というのは、ほんとうは複雑な問題で、かなり厄介でむずかしく、それでいて、よく考えてみないといけない側面もある。ある面で人間のむずかしさを象徴しているともいえ、医学にはこういう側面があるということも興味深い。

ウドン粉を飲んでも効果は出る

では、プラセボというのは、どういう現象なのだろうか。

いま、ここに「痛い」という症状を訴えている人たちがいる。この人々を二つのグループに分けて、片方のグループに市販の鎮痛剤を投与し、もうひとつのグループには「これは最近、ドイツから輸入された新しい鎮痛剤です」といってウドン粉を飲ませる。この場合、市販の鎮痛剤を与えたグループの中の五〇パーセントの人たちに効果があったとすると、ウドン粉のほうも三〇パーセントの人たちに効果がある。このウドン粉を飲ませた人たちに効果のあった現象をプラセボというのだ。

ただ、この現象は結構ややこしいこともある。たとえば、ウドン粉を飲ませるさいに「ドイツから輸入された」というところを、東南アジアのどこかの国としたり、日本で最近つくられたといえば、たぶん三〇パーセントの効果はないだろう。

それと、プラセボというのは、いつでも、ほんとうの薬剤の効果が五〇パーセントのときに三〇パーセントの「効力」があるというように一定の率であらわれるものとはいえない。

臨床テストでは、プラセボを除去するために「二重盲検法（ダブル・ブラインド）」という方式が採用されるようになっている。テストを受ける「患者」はもちろん、テストをする側の医師も、誰がほんものの薬剤を投与され、誰がプラセボを投与されているかがわからない。こうしてテストをすれば、プラセボ効果は除去できると考えた。これは、現代の科学は正しいものという前提に立てば、正しい措置である。

しかし、理屈をいえば、このテストをされた患者たちは「自分は治療を受けている」と思うことで、それぞれの人たちに「プラセボ現象」のようなものを起こさせているかもしれないのである。

一九五〇年代の話ではあるが、ハーバード大学のヘンリー・ビーチャーは、痛みや高血圧、ぜんそく、せきといった幅広い苦痛について、患者の三〇～四〇パーセントがプラセボを飲んで、そのあと楽になったことを報告している。

さらに、もっとはっきりした例は、カンサス大学医療センターのデイモンドが中心となった一九五〇年代の研究である。狭心症の心臓への血液の供給が不足して起きる胸痛の場合、患者への動脈結紮《けっさつ》がほとんど例外なく行なわれていた（註・現在は行なわれていない）。

これに対してデイモンドらは十三人から成る患者の第一のグループは実際に外科手術を行なったが、第二のグループの五人の患者は胸部切開をしただけで、それ以上の処置はしなかった。ところが、この五人は全員がよくなった。

これは一種の「プラセボ治療」とも呼ぶべきものかもしれないが、いったいどういうものなのだろうか。アメリカ・ブラウン大学のウォルター・A・ブラウンは次のように言っている。

「プラセボは〝何なのか〟ではなく〝何でないのか〟という形で定義されるべきものだろう。プラセボは活性がある。影響力もあるし、有益な反応を誘発することもある。また、プラセボは〝非特異的〟ともいわれる。特定の症状に効果があるのではなく、多様な症状を和らげる」(『日経サイエンス』一九九八年五月号)

このブラウンの話を聞いていると、私は東洋医学に一脈通じるものを感じる。東洋医学のすべてがプラセボというわけではない。いちばん似ているのは漢方の効果である。漢方の効果のなかには、ブラウンが指摘している効果のようなものがあるように思える。

プラセボという現象はたしかに非科学的である。説明もつきにくい。しかし、私が問いかけたいのは、説明のつきにくい現象は非科学的だから無視すべきであるという態度でいいのかということである。世の中にはいまの科学で説明のつかないことがある。だから全部無視するというのでは、正しい考え方とはいえないように思う。

説明のつかない現象はすべて荒唐無稽といってもいいのか。現代の医学で、一般に理解しがたい現象はすべて意味がないといって捨て去ってもいいのかということである。プラセボであっても、現実に気分がよくなるのなら、それはそれでいいのではないかと思う。

科学で説明のつかない現象は、結構ある。医学は科学としての体裁をかなり整えはじめているが、まだすべてが科学になったとはいえない。

早い話が、数学や物理学とくらべて、医学にはどこか、悪い表現かもしれないが、文学に似たところがあるし、必ずしも理屈どおりにはいかない。そこが医学の医学たるゆえんかもしれない。そうだとすると「プラセボ」の存在はまさに医学だという証明になるという一見矛盾した答えが導き出される。

「カゼに抗生物質」も一種のプラセボ

たとえばカゼをひいて医師のところに行って「明後日にはどうしてもしなければならない仕事があるので、できるだけ早くなおしてほしい」と医師に頼み込むと、多くの場合、医師は患者に抗生物質を処方する。処方した医師のほうはカゼに抗生物質が効果があるとは考えていないが、患者のほうは、そうされると早くなおるように思う。そして、実際には、なんとなく早くよくなる場合が多い。

理屈のうえでは「カゼの特効薬は存在しない。安静にして家で三日ほど休養するのが最良の療法」ということになっているが、この三日の休みをとれない人たちも結構いる。もちろん、無理してこじらせて、悪化させる例もないとはいえないが、多くのサラリーマンは、会社を休まずにカゼを乗り切っていく。一部の人がいうような「医師は抗生物質を処方すると薬価基準と実勢価格の間に利ザヤがあるから投薬するのだ」というのは極端な意見であって、医師はそのために抗生物質を投薬しているのではあるまい。抗生物質を投与してもらったという患者の安心感がカゼにいい影響を及ぼしているといえないこともない。

医療の現場では、この心理的な面での解明が非常に遅れているように思う。この点で最も顕著なのは精神病やストレスの解明である。心理的な問題のからむものは、すべて「気のせいだ」のひとことで片づけられてしまうことが多い。気のせいだから放置していいということにはならないだろう。

私は、戦時中に旧制中学に在学していたが、教練や体操の教師は、カゼをひいて見学させてくれという生徒に「たるんでいるからカゼをひくのだ」と言って叱っていた。「気のせいだ」のひとことで片づけるのはなんとなくこの光景につながるものと感じる。

とくに科学者である医師が「気のせいだ」のひとことでそれは科学の範疇外だという態度をとるのはちょっと解せない。気のせいで起きる現象なら、なぜそういう現象が起きるのか、それによって人間はどうなるのかを考えるのが科学なのではないかと思う。だから、医学が科学ならなぜ「プラセボ」という不思議な現象が起きるのかを解明してもらいたいと思う。

これはまったくの想像だが、患者にとって快い状態になったときには、少なくとも病状は改善の方向に向かうのではないだろうか。

そのさい、私たちが病状と思っているものには二種類ある。ひとつは疾病（disease）で、これは身体の異常で、血糖値が高いとか、骨折しているとか、肺気腫の状態とかいったものである。もうひとつは身体の具合の悪さ（illness）である。これは別の言い方をすれば、苦痛である。

プラセボでよくなるのは疾病ではなくて、具合の悪さのほうなのではないだろうか。プラセボで病気はなおらない。しかし、それで苦痛がとれて気分がよくなることはあるということなのではないか。患者が医師に期待するのは、もちろん病気の治癒ではあるが、さしあたっては苦痛を緩和してもらいたいのである。プラセボがこの苦痛緩和に貢献するのなら、もっと「プラセボ」の研究は行なわれてしかるべきだと思う。

医師の前で血圧が上がる「白衣症候群」

プラセボとはちょっとちがって、むしろ反対の現象のように見えるが、本質的には同根ではないかと思われるものに「白衣症候群」といわれるものがある。これは医師に血圧を測ってもらうと数値が高く出るという状態である。自分で血圧計を買って自宅で測ると正常値の範囲（最高血圧一一〇～一三〇ミリ、最低血圧六〇～九〇ミリ）なのに、医師に測ってもらうと高い。そこで、医師に「血圧が高いですね、禁煙して、アルコールを減らして塩分を控えて、少し運動するように」といわれる。その足で家に帰って自宅の血圧計で測ると、まったく正常の範囲なのである。

実は、これは高血圧症でもなんでもない。医師（白衣）の前に出ると血圧が上がるだけのことなのである。なかには、医師が測るといつも血圧が高いので、医師は高血圧と判断して血圧降下剤を投与し、この結果、その降圧剤の副作用で抑うつ状態になった例もある。

アメリカではこういう。「医師が血圧を測ると最高血圧は二〇～五〇ミリぐらい高くなる。看護婦が測ると七～一〇ミリぐらい高い。美人の看護婦が測ると一五ミリぐらい高い（これは白衣症候群ではなく別の理由である）。いちばん正確なのは奥さんに測定してもらったときである。そのときでも、本人が生命保険にいくら入っているかによって血圧の数値はちがう」

血圧というのは二十四時間絶えず変動しているものである。血液は心臓から拍動による脈拍とともに送り出される。脈拍は動脈を伝わる。動脈の最も高い血圧は収縮期血圧でこれを最高血圧といい、動脈の拡張期の血圧が最も低く、最低血圧と呼んでいる。

三十一歳の健康な男の医師の血圧を二十四時間測定したデータによると、最高血圧が最も高かったときは一六〇ミリ、最も低いときは六〇ミリだった。この測定をみると、午前九時から正午までは一五〇／七〇（最高一五〇ミリ、最低七〇ミリ）ぐらいで、これは診察時間中にストレスがいろいろとあったためと見られる。午後二時から四時までは、患者のことについて、他の医師と学生が議論しているのを聞いているが、血圧は九〇／六五で低い。これは議論を本気で聞いていなかったためであろう。午後四時に婦長が彼の臀部に注射を打ち、急に一五〇／七〇に血圧が上がっている。帰宅してからは一二〇／六〇ぐらいがつづいているが深夜零時に一六〇／一二〇に急に上がっている。これは妻とセックスしたためである。その後は睡眠に入り六〇／三〇で朝までこの状態がつづいている。

二十四時間測定すれば、誰でもこの医師と似たような一日の変動を示すものである。最低血圧のほうは、睡眠中以外は心理的なものなどによってさして変動しない。「血圧は最低血圧に気をつけるように」といわれるのはそのためである。

ところで、「高血圧症」というのは最高血圧一六〇ミリ、最低血圧九〇ミリ以上と決められている。これは二十歳から二十五歳までの九五パーセントが、これ以下の数値なのである。これを老人に当てはめると、片端から高血圧症になってしまう。血圧が年齢とともに上がるのは生理現象で、老人が血圧の高低に一喜一憂するのは、必ずしも適切かどうかにはいろいろな意見がある。

聖路加《せいろか》病院の日野原重明《ひのはらしげあき》博士は「医師も年をとると聴力も落ちるので血圧測定もうまくいかなくなる。オムロン（電子式血圧計）のほうが正確だ」という。そういうこともあるのだろうと思われる。

いずれにしても、白衣症候群というのは、医師の側にも問題がある。小児科医で白衣を着ない医師もいる。子どもたちに恐怖を与えないためである。白衣は、もともとは清潔ということで使われ出したものだと思う。一種の仕事着である。それが医師の象徴のようになり、威厳も加わったのだろう。医師が背広で診察すると、はたして白衣症候群はどうなるのだろうか。大いに興味のあるところである。

ともあれ、プラセボのような「不思議な現象」には、もうちょっと関心をもち、どのように考えるかに医師はもっと真剣になってほしい。「気のせい」で片づけるべきではない。

終章 医療はどこへ向かうのか

二十一世紀は「灰色の世紀」

二十世紀というと、多くの人たちは衛星船による宇宙開発や原子力の発達を象徴的にあげる。たしかにそのとおりかもしれないが、私はむしろ広い意味の医学の発達のほうが人類に貢献した面が多かったのではないかと思う。宇宙開発や原子力は、たしかに科学の発達を象徴しているといえるかもしれないが、少し皮肉にいえば、これがないと生きていけないというものではない。むしろ原子爆弾などは人類絶滅の危機を感じさせた恐怖の対象ですらあった。

ところで、二十世紀初頭の世界の医学のレベルを見ると、今からすると、かなり無惨なものだった。

伝染病が跳梁《ちょうりょう》し、五人生まれた子どものうち、生き残るのは二人いたらいいほうだった。

医学といえば伝染病対策が何より重要で、乳児死亡率は高く、成人の結核あるいは肺炎はどうにもならない状態だった。医学の歴史を見ると、歴史はじまって以来、二十世紀の前半までは伝染病と人類は戦いつづけてきたが、勝利はいつも細菌やウイルスの側で、人類はいつも敗者だった。

二十世紀後半は、世界中の国民が多かれ少なかれ、発展した。先進国では社会保障が常識になった。その裏打ちとしての医学の発達は、無条件に双手《もろて》を上げて謳歌するのは問題があるにしても、こういった進歩の支えとなった点では評価できると思う。とりわけ、抗生物質の発見と開発による貢献は大きいものだったと思う。

さて、二十一世紀は、どういう世紀になるのだろうか。私はひとことでいって、決して「バラ色の世紀」ではないと思う。むしろ「灰色の世紀」になるのではないかと思う。これは日本だけでなく、世界の多くの国が日本と大差ないのではないか。

その第一の理由は、先進国といわれている国の大半は、高度成長は終わって安定成長（あるいは低成長）に入り、経済成長の果実を味わえなくなっているからである。これから経済が大きく成長すると見られるのは、おそらく中国やインド、南米の国々だろう。「すべての開発途上国はいずれも経済成長する」という経済学者もいるが、そのようにうまくいくのだろうか。私は経済成長ができない国もあるのではないかと思う。

日本だけではなく、たいていの先進国は程度の差はあっても、これから少子高齢化に襲われる。すでに二十世紀の最後の二十年頃から少子高齢化に入っている先進国も多いが、高齢化よりも少子化のほうがはるかに問題である。高齢化は老人が長く生きるだけのことで年金や医療費が多少ふえるが、問題は少子化である。

いくら高齢化しても、若い人がどんどんふえるのなら、まったくといっていいぐらい問題はない。ところが少子化は、国として（あるいは民族として）の力を弱めてしまうわけである。

さきにすこし触れたように、日本の人口予測によると、二〇五〇年には日本人は一億人になり、二一〇〇年には六七三〇万人と減って、五〇〇〇年後には日本人の人口はゼロになるという。

さらに恐ろしいのは、少子化という社会現象が引き金になって、妊娠―出産というこれまでの人間誕生の基本ルールが変わってしまうことだ。

精子や卵子の採取にはじまり、やがて完成するであろう人工子宮、人工羊水などによって体外一貫生産体制のようなものができて、子どもは人工的に試験管ベビーでつくられるのが常態になり、「妊娠―出産」と「セックス」はまったく別のものになる〝危険性〟が顔をのぞかせているように思う。こうなると、民間の「ベビー生産会社」が誕生することになる。

私はこれが杞憂《きゆう》であることを望みたいが、もしそうなればこれはたいへんな「革命」であると思う。

遺伝子解明で死期さえもわかる？

どの分野の医学者に聞いても、二十一世紀に発展する医療技術の第一にあげているのが「遺伝子組み換え」である。

たしかに二十世紀の輝ける研究のひとつは、ワトソンとクリックによる二重らせんの解明であることに異論をもつ人はいないだろう。ＤＮＡとＲＮＡの解明、ひいてはその配列なども次々にわかって、人間の病気への対応の仕方が変わってきた。

病気は、①遺伝病②習慣病③環境病の三つに分けられるが、これまで遺伝病については、まったくお手あげの状態だった。しかし、遺伝子の配列のどの部分が悪いと、どういう病気になるかということがわかるとともに、遺伝子組み換え技術も開発され、どんどん実現に向かって進むだろう。

こういった分子遺伝病の人の遺伝子組み換えはおおいに研究してやってほしい。おそらく二十一世紀には遺伝子組み換えは、内科の主流となるだろう。内科から診断学がなくなるのは、もっと先の話だろうが、コンピュータが診断の世界でもっと重視されるようになるだろうし、医学情報の整理学が発達して、徐々に「名医の診断」はなくなるようになるだろう。

そうなると、遺伝子組み換えは、いよいよ内科の主流になるだろう。

しかし、この遺伝子をめぐる問題にはいくつかのむずかしい点がある。二〇一五〜二〇二〇年頃になると、生まれたての赤ちゃんの血液を五ccもとれば、その赤ちゃんが何歳頃どういう病気で死ぬかということがわかるようになるだろうともいわれる。これは一概に医学の進歩だといえるのだろうか。

学者は「そういうことが事前にわかれば、ちゃんと対応することができるから、本人にとってプラスになる」という。どんな病気でも対応策があるのならいいが、すべての病気に対応策のある世界が、これから十五年や二十年後に来るとは思えない。現にガンだって、一九五〇年代頃から「あと十年以内にガンは解明できる」と学者は叫びつづけてきたが、いまだにまだよくわからないではないか。

どうにもならない病気でいつ死ぬのかがわかることが、いいことなのだろうか。本人にとっては「不安」だけが残るのではないかと思う。私たちは、いつ死ぬということがはっきりわからないから、毎日一生懸命やっていけるのではないだろうか。

「頭のよくなる」遺伝子組み換えビジネス

分子遺伝病というのがある。すでに何千種類もわかっているし、胎児診断でも二千種類もわかる。こうして遺伝病があるのがわかった場合、それを中絶するかどうかは夫婦の決める問題である。もしも、そのわかった分子遺伝病が遺伝子組み換えの技術でなおるのなら、当然、産めばいいわけだが、遺伝子組み換えができない分子遺伝病の場合の判断はむずかしい。

遺伝子組み換え技術が分子遺伝病の治療として開発されていくのは結構なことだが、私が心配するのは、そのうち、邪道にはまり込むにちがいないと思われることだ。その邪道というのは、たとえば「頭のよくなる遺伝子組み換え」のようなものである。

もちろん、遺伝子組み換えの倫理規定では、分子遺伝病以外の遺伝子組み換えは認めないということでスタートするだろうが、これは試験管ベビーのときと同じようなことになるだろう。当初、「ペトルッチのゆりかご」などといっていたときの試験管ベビーはローマ法王庁と婦人科医の論争で、誰も〝借り腹〟のようなことは考えてもみなかった。しかし、いまでは借り腹はアメリカでは「産業」になりつつある。

頭のよくなる遺伝子組み換えだって似たようなものである。いまは、脳がよくわかっていないので、とてもそんなことはしようと思ってもできないという人が多いだろう。しかし、必ずそれを研究テーマにする学者が出現する。学者は「魂を悪魔に売り渡してでも研究したい」というエコロジーをもっている。それを私はつぶさに見てきた。その点で私は学者を信用していない。頭のよくなる遺伝子組み換えをやる医師が必ず出てくるにちがいない。

これが成功するとたいへんなことになる。いまの予備校や塾よりも、ずっと手っ取り早い。親の気持ちとしては、なんとかこの子をいい大学にと一途に思って頭のよくなる遺伝子組み換え手術をするのだろうが、これは、これまでの社会に根本的な変革を与えるもので、よく考えてみると、そら恐ろしいことである。人間が長い歴史の間に培ってきた努力とか学習とかいうものを否定することになる。

もっとも、当初は組み換えがうまくいかなくて、妙に要領だけいい人間になったり、特定の科目しかできない人間になったりするという悲喜劇が起きるかもしれない。いずれにしても、遺伝子組み換えは諸刃《もろは》の剣であることはまちがいない。

外科医全盛時代は終わった

二十世紀の医学は「外科医の全盛時代だった」ということができるだろう。麻酔の発達、輸血の進歩、抗生物質の開発という三つの〝武器〟によって、身体のどこでも、希望する時間、開けていることが可能になった。かつて聖域といわれていた心臓や脳を開けて、悪い部分を取り出すことができるようになったのは二十世紀の半ばすぎからである。これがさらに発達して心臓や肝臓を移植する「移植外科」が誕生し、外科医のなかでも花形扱いされるようになった。

しかし、考え方によると、外科は、「たしかになおすことのできる」数少ない医学ではあるが、一方では患者に好かれている医学ではない。外科医は手術するのが好きかもしれないが、患者はむしろ嫌いである。全身麻酔をかけられて、意識を失っている間に手術をするというのは、患者にとっても楽しいものではない。それに全身麻酔をかけるような手術だと少なくとも三週間ぐらいは入院しないと回復しない。それに「全身麻酔は五回かけると認知症になる」といわれていたりして、そんなに国民は好きではない。

できることなら手術は受けたくないというのが患者の心境である。たしかにベン・ケーシーに象徴される脳外科医や心臓外科医はテレビの寵児《ちょうじ》にもなった。「快刀乱麻を断つ」といわれるように「メスの切れ味」の評価もあり、むずかしい手術（食道ガンなど）も解決された。このあたりが外科医の頂点だったのかもしれない。

その後、やたらに切る手術、とくにガンなどで全摘といわれるものへの批判も起き、患部だけを手術する乳ガン手術などが一九九〇年代頃を中心に全世界的になった。一方、胃ガンの手術なども、ファイバー・スコープの先にメスをつけて患部だけを摘出する手術が主流になりつつある。これだと一泊二日で退院できる。

世界的に医療費を削減する必要性と、もうひとつは早く退院するのは患者にとってリハビリを早くするようなものだということから、平均在院日数を短縮する傾向がある。スウェーデンでは平均在院日数を一四・〇日から六・〇日に短縮している。即日退院といわれ、午前中入院して午後手術し、午後十時頃退院するというケースがふえている。

またESWL（結石破砕装置）のように、手術で三週間入院し療養費と傷病手当金を支給するより、外来で外から結石破砕したほうがESWLの機械が数億円してもなお安いという考え方から、手術を避けるという考え方も出はじめている。

こうしたことから外科手術は徐々に減りはじめている。二十一世紀も半ばになると、移植外科と脳神経外科は残るだろうが、一般外科や腹部外科は極端に縮小すると見られている。二十世紀には黄金時代を誇った外科もかなり形を変え、切り開くという手術が少なくなり、切除するという手技が中心になるように変わっていくだろう。もともと患者にとっては外科がなくなるのが幸せなわけで、この点は外科医の考え方と患者の考え方には一八〇度の開きがある。

もっとも、いまの若い医師は決して外科が好きではない。外科のように重労働で、かなりきたない面のある仕事よりは、もっときれいな内科を好む傾向があり、すでに外科医の全盛時代は幕を閉じつつあるともいえるようである。

外科の魅力のようなものは、患部をバッサリ切って、それによって目に見えるように回復するという医師としての醍醐味を味わうことができることで、内科のように優柔不断なものでないのを好む人が外科に行ったということもできるが、この外科的人間も徐々に減りつつあるようである。

「病気になるまい」運動を

二十一世紀の医学がどのように変化するかというのは、なかなか予測はむずかしい。たとえば、ガンの特効薬は一九五〇年代から「あと十年すると、ガンは解決する」といわれつづけてきたが、それからもう半世紀も経っている。おそらくそう簡単にはガンの特効薬は出現しないだろう。とくに、どのガンにも効く薬というのは、おそらく出現しないのではないだろうか。

それよりむしろ、医学そのものが根底から変わるような問題としては、二十一世紀は「病気にならない」ということにウエイトを置いた学問が脚光を浴びることになると思う。

なにしろ、二十世紀の半ば頃は、定年（五十五歳）後、平均二〜三年しか生きていなかった。ところが、現在は定年（六十歳）後、二十年ぐらい生きているようになった。当然のこととして「健康管理」のようなものも変わらねばならない。五十五歳の定年後、二〜三年で死んでもいいのなら、酒もうんと飲み、タバコもヘビースモーカーでよかった。運動もしない、好きなものを好きなだけ食べるということでよかった。しかし、これからは「人生八十年時代」である。八十歳ぐらいまで寝たきりや痴呆にならないようにし、また脳卒中、動脈硬化にならないように食生活にも気をつけなければならない。

厚生労働省にも医師会にもそういう施策が必要となる。これまで日本の医療施策は、病気になって診療機関に来た人の治療をするというのが本旨であり、本流でもあった。しかし、これでは医療費がふえるばかりで、国民にとってもプラスにならなかった。これからは「病気になるまい運動」を展開していかねばならない。

たとえば、長野県の一人当たりの老人医療費は全国で最も低く、それでいて全国有数の長寿県である（86ページ参照）。もしも日本全国が長野県のような老人医療費ですめば、二兆円以上の老人医療費の節約になるという調査データが、一九九六年度の国保中央会（北郷勲夫理事長）の調査としてまとまっている。これをくわしく分析して具体策にすれば、なんらかの糸口はつかめると思う。

「個の医学」の時代がやってくる

いつまでたっても、健康管理といえば、①アルコールを飲みすぎるな、②タバコは吸うな、③塩分は控えよ、④食べすぎるな、⑤運動せよ、の五つをおうむ返しに言うだけでは進歩がない。この五つは健康にとってまちがいではないが、聞き飽きていて、インセンティヴがない。一工夫があってしかるべきだ。

そこでひとつ、医療関係者に指摘しておきたいことがある。それは、二十一世紀の医療のポイントのひとつは「個の医学」の時代がやってくるということである。医学はずいぶん進歩した。しかし、公式どおりにいかないことはいろいろある。人間の性格に個性があるように、心身にも個性があるということである。

薬の投薬も実は個人差が大きい。糖尿病にかかった場合、治療の原則は食事療法ではあるが、それでも血糖値が下がらない場合は経口糖尿薬を使う。この経口糖尿薬のなかで、最も軽いもののひとつに「ラスチノン」というのがある。経口糖尿薬はインシュリンの注射ほど強烈ではないが、それでも血糖を下げる。下げすぎると「低血糖」を起こす。これを放置すると植物人間になってしまうこともあるという恐ろしさがある。

このラスチノンの服用量は一日、〇・五〜一・五グラムということになっている。大量に飲むと低血糖を起こすからである。この程度だと、まず低血糖を起こすことはないということが臨床テストで確かめられている。

ところが、この低血糖を起こす用量も極端な個人差がある。ある糖尿の専門医の経験によると、一錠（〇・五グラム）の四分の一（〇・一二五グラム）を飲んで低血糖を起こした患者がいる。これは最高量（一・五グラム）の実に十二分の一である。この話を聞くと、たいていの人は驚く。しかし、アルコールのことを考えると、別に不思議はない。ウイスキー一本飲んで平気な人もいれば、百貨店の地下の奈良漬け売り場の前を通っただけで真っ赤になる人もいる。これだけ個人差というのは大きいわけだ。

これまでの医学は、標準的な数値を当てはめて、何か起きると「特異体質だ」といってきた。しかし、いろいろと個人差があるのがふつうのことで、医学の実験によるスタンダードの人が〝特異〟なのかもしれない。

コンピュータが普及し、やがて私たちのカルテもICカードになるだろう。そうすると、一人ひとりの医学上の個性（いまでいう特異体質）がはっきり明示されるようになる。

これは薬だけではない。カゼをひきやすい人、成人病の遺伝因子をもっている人、骨折しやすい人など個性は無数にあるといえる。

これを上手に管理するのが、家庭医やかかりつけの薬剤師の仕事である。この医学的個性を個人が知るだけでも、立派な健康管理ができることになるし、逆にいうと、その個性のあるデータを整理するだけでも医学の進歩につながる。たいして金をかけなくてもやれることはあるのだ。

あとがき

今からいうともう四十年以上も前になるが、私が新聞記者をやめて、自由業になろうと思ったとき、私の頭の中に三つの目的を描いていた。それは、

①日本の社会保障を確立することに貢献していく。

②日本の医療構造の底流をちゃんとつかみたい。

③医学そのものをじっくり考えて、医学的文明論のようなものを構築したい。

考えようによっては、この三つはいずれも高望みであるだけでなく、終着点のない問題でもある。昭和四十年頃、この話を東大脳研所長だった時実利彦博士にしたところ、先生は「三番目の医学的文明論というのは医学的人間論にしたほうがいい。医学は人間のために存在するので、文明のためにあるのではないのだから……」といわれた。

まったくそのとおりだと思って、③については、人間との関係で考えるべきだと思い、以

後、そのように努力してきたつもりである。私はこれを何とか形としてまとめたいと思って、前世紀の終わり頃、『社会保険旬報』の編集長だった笹川浩一さんに話をしたら「うちで紙面を提供するから、いつでも気の向いたときに、気の向いたままの話を書いてもらって、それをまとめたらどうですか」とすすめられて、ゆっくりと二年間にわたって少しずつ書いた。それを草思社の藤田博編集長がまとめて本書にしてくださったといういきさつである。この三人には特に感謝したい。

医学はたしかに長足の進歩を遂げた。戦時中の医学を曲がりなりにも見聞して、私が本格的に医学と付き合うようになったのは昭和二十五年（一九五〇年）からである。それから半世紀以上も経った。たしかに進歩した。しかし、それが人類に幸福を与えているのかというと、ちょっと疑問符のつく点もあるようにも思える。

私たちは小さい頃、「科学的に正しいことはすべて正しい」と教えられ、中年すぎまでそう信じてきた。レイチェル・カーソンの『サイレント・スプリング（沈黙の春）』は、こういう科学万能に冷や水を浴びせた第一打だった。以後、公害だけでなく、医療技術といわれるものにも、ちょっと首をかしげたくなる現象も出現しはじめている。このあたりのことをじっくり考えてみる必要が、人類には必要なのだと思わざるをえない。

怒濤の如く進展する医学や医療技術が人類にほんとうにプラスしているのかどうかはわか

らない。「考える医学」という姿勢が現代には必須なのではないかと憂慮するのは私だけだろうか。お世話になった人たちに心から感謝しながら、この考える医学という姿勢を強調したい。

二〇〇六年六月

水野　肇

＊本書は、「社会保険旬報」（社会保険研究所）に連載した「人間のための医学」（一九九八年七月号〜九九年二月）を中心として補筆修正し、新たな書き下ろしを加えて構成したものです。

参考文献

マイケル・シュナイアソン、マーク・プロトキン『もう抗生物質では治らない：猛威をふるう薬剤耐性菌』栗木さつき訳、NHK出版、二〇〇三年
H・ビーチャー他『偽薬効果』笠原敏雄編、春秋社、二〇〇二年
デイビッド・ヒーリー『抗うつ薬の功罪：SSRI論争と訴訟』田島治監修、谷垣暁美訳、みすず書房、二〇〇五年
マーヴィン・ハリス『食と文化の謎：Good to eat の人類学』板橋作美訳、岩波書店、一九八八年
ロビン・マランツ・ヘニッグ『ウイルスの反乱』長野敬・赤松眞紀訳、青土社、一九九六年
飯島　渉『マラリアと帝国：植民地医学と東アジアの広域秩序』東京大学出版会、二〇〇五年
ロバート・S・デソウィッツ『マラリア vs. 人間』栗原豪彦訳、晶文社、一九九六年
ドロシー・H・クローフォード『見えざる敵ウイルス：その自然誌』寺嶋英志訳、青土社、二〇〇二年
ウィリー・ハンセン、ジャン・フレネ『細菌と人類：終わりなき攻防の歴史』渡辺格訳、中央公論新社、二〇〇四年
井村裕夫『人はなぜ病気になるのか：進化医学の視点』岩波書店、二〇〇〇年

マイケル・ボウルター『人類は絶滅する：化石が明かす「残された時間」』佐々木信雄訳、朝日新聞社、二〇〇五年
水野　肇『夫と妻のための人間を考える医学』中央公論社、一九八六年
水野　肇『悪魔の健康学』文藝春秋、一九八〇年
水野　肇『薬よ、おごるなかれ』紀伊國屋書店、一九九五年
水野　肇『日本人のからだは変わった』講談社、一九八〇年
水野　肇『脳死と臓器移植：日本人の選択』紀伊国屋書店、一九九一年

医療はどこへ向かうのか

著者との申し合わせにより検印廃止

2006年7月31日　第1刷発行

著　者　水野　肇
装幀者　間村俊一
発行者　木谷東男
発行所　株式会社草思社
〒151-0051　東京都渋谷区千駄ヶ谷2-33-8
電　話　営業 03(3470)6565　編集 03(3470)6566
振　替　00170-9-23552
印　刷　錦明印刷株式会社
製　本　大口製本印刷株式会社

ISBN4-7942-1512-6
Printed in Japan

草思社刊

誰も書かなかった厚生省

水野　肇

七十年におよぶ厚生省の歴史的経緯をふまえつつ、そこに構造的に内包されてきた問題の本質を問う。問題山積の中での改革が進む日本の医療行政を考える上での必読書でもある。

定価1680円

誰も書かなかった日本医師会

水野　肇

武見太郎ら歴代会長の言行をつぶさに取材してきた著者ならではの視点から、五十余年にわたる日本の医療問題の背景にある医師会の動きが、様々なエピソードとともに描かれる。

定価1785円

医者が患者をだますとき

メンデルソン
弓場　隆訳

何かと言えば検査に薬に手術に入院。患者の事情よりも医者の都合ですべてが進められる現代医療の実態を、現場の医師が辛口で批判する。医療過誤が生まれる背景が納得できる。

定価1890円

がんになったとき真っ先に読む本

帯津良一

西洋医学だけでなく、東洋医学や心理療法も導入したおだやかな治療法でがんを治す。患者の立場に立ったやさしい治療で高い評価を得ている臨床医が、がん攻略術を展開する。

定価1325円

＊定価は本体価格に消費税5％を加えた金額です。